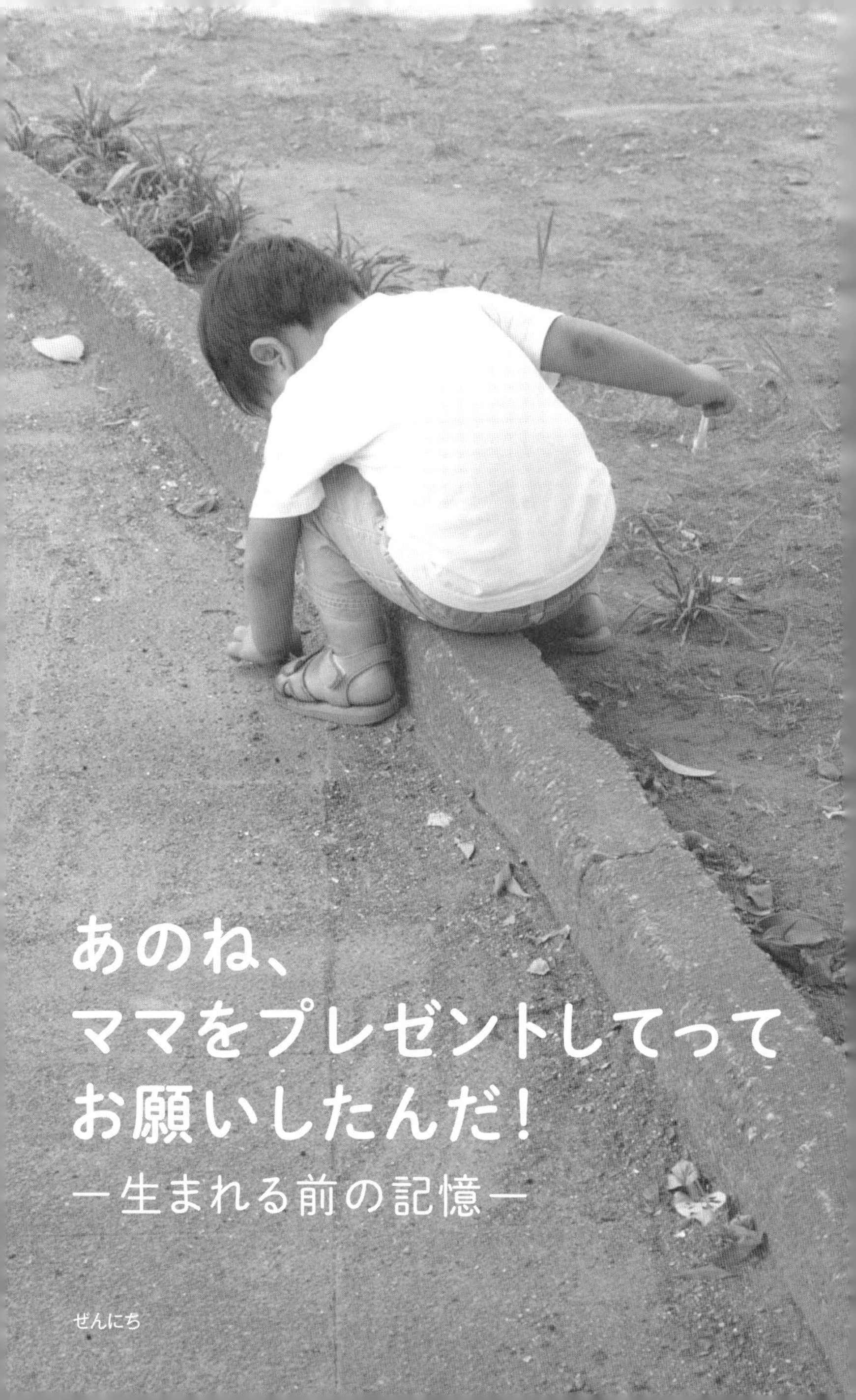

あのね、ママをプレゼントしてってお願いしたんだ！

―生まれる前の記憶―

ぜんにち

はじめに

幼い子どもたちは、生まれる前の記憶を持っている…
みんな「大好きなママ」を選んで生まれてきたんだ！

今でこそ『胎内記憶』という言葉を目にする機会も増えましたが、〝ふつう〟の大人にとっては、にわかに信じがたいことかもしれません。

私が息子の「ナオ」の口から突然飛び出してきた「不思議なお話」をストンと受け入れられたのは、おそらく私自身が〝ふつう〟の子どもじゃなかったからでしょうか。

幼い頃の私にとって「宇宙」はとっても身近な存在でした。いつも、「宇宙に帰りたいな。かぐや姫はいいな、帰れて…」と思っていました。うまく言えませんが、自分と宇宙がつながっているような…よく「家の床下に宇宙がある！　見て！」といったことを口走る子どもでした。

幸い私の両親は、私がどんなに不思議な話をしても、「へ～、そう」というくらいで、否定も肯定もしない両親でしたから、家の中での発言に窮屈さを感じたことはありませんでした。

ですが、成長に従い他人と接する機会が増えると、こちらは普通に話しているつもりなのに、相手が一番言ってほしくない言葉を、ストライクさせてしまったり、トラブルメーカーと陰口を言われたり、良かれと思ってやることは、すべて逆にとられてしまったり、自分が素直になればなるほどうまくいかない…。

大人たちは「正直すぎるのも良くないんだ。時には、嘘もつかないといけないよ」と私のためを思ってアドバイスをくれることもありましたが、それにとことん反発し、生きづらさや、居心地の悪さを感じていました。

「どうして自分が気持ちいいと思うことを素直に受け入れてはいけないんだろう」…そんな疑問を抱えながら周囲になじめなかった私は、自然と小説やお話の世界、絵の世界での一人遊びを好むようになり、ＳＦ小説、霊能力などの世界と仲良くなっていきました。

そんな私でしたので、わが息子がどんな話をしても、特に違和感はありませんでした。

しかし、ある日ナオが、

「あのね、ママをね、ママをプレゼントしてってお願いしたんだ！」

と言ったときには、さすがに「へ？？？」と思いましたが、

「そうなんだ！　ありがとう。それで？　誰にお願いしたの？」

と対話を続けていきました。もう内心ワクワクです（笑）。


この本で紹介するのは、そんなナオが、２歳10ヶ月から３歳半ば頃までに一生懸命話してくれた〝きらめき言葉〟の記録です。

ナオがとつとつと、そしてある時は突然流暢に語り出したお話。それはあまりに素敵な言葉ばかりだったので、私は「そうなんだ〜！」とうなづきながら、忘れないようにメモに取っていました。


ちょっと不思議だけれど、なんだか心が温まって、子どもとのつながりや縁を感じることができる様々なお話…それはまるで宇宙から授かったプレゼントのようでした。

こうして子どもの「まんま」を受け入れて〝たいわ〟した時間は、私の中に、じんわりじんわり愛が沁みこみ、なんて幸せなんだろうと実感できました。

そんな幸せを、少しでもみなさんにおすそ分けできたらいいなぁと考え始めていた頃、「たいわ士（赤ちゃんの通訳）」である南山みどりさん、そして「胎内記憶」研究の第一人者である池川明先生とめぐり逢い、お力をお借りして、この本をまとめることができたのです。これは単なる〝偶然〟じゃないかもしれませんね。

私のように、なんとなく生きづらさを感じながら大人になってしまった方、自分が感じたまま話したことを否定され、心によろいをつけたままの方、いつのまにか心の自由を失ってしまった方々と、この本を通じて、何かひとつでも共有できるきっかけ作りができればうれしいです。

喜和子

【追記】ナオの言葉を読んで「3歳児がこんなにしっかりしゃべるの?」という違和感を持つ方もいらっしゃるかもしれませんが、基本的にはナオが話した言葉そのまま使用いたしました。

編集の都合で会話の途中を削ったり、よりわかりやすくするために、会話の前後など多少の修正を加えている箇所があることを申し添えておきます。

目次

写真——武本花奈

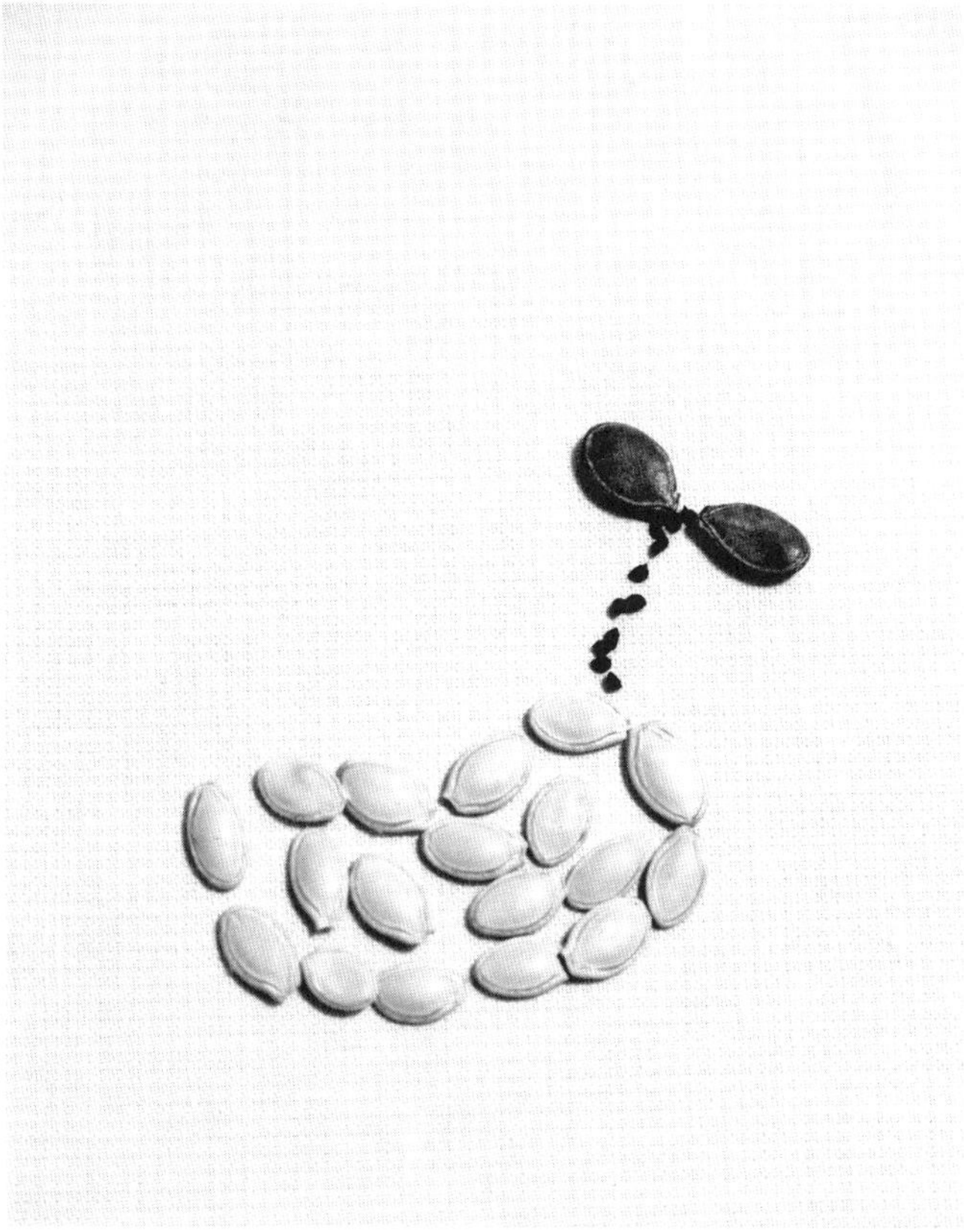

第1部
突然始まった、おはなし

ナオの「不思議な話」は、ある晩突然始まりました。それは、一緒にお風呂に入っていた時のこと。私が何気なく、

「ママさぁ、ナオが出てくる時、足が引っかかって痛かったんだよな〜」

口にしたとたん、ナオは振り向きもせず、少しむっとした感じで

「違う！　こーこっ！」

と自分の右肩を懸命に叩くではありませんか！

「そうか、あれは足じゃなくて肩だったんだ」と納得すると同時に、「やっぱり出産のときのこと、ナオは覚えてるんだ。なんか嬉しいな」と思ったくらいで、その晩はさほど気にも留めず、眠りについたことを覚えています。

そういえば、かつて『ママだけの特権』という話を耳にしたことがありましたっけ。それは、自分の子どもに「ママのお腹の中で何してた？」と聞くと「〝天使の答え〟が聞けるよ」というものでした。

その頃は「胎内記憶」という言葉さえ知りませんでしたが、まさか私自身がその日から、

「胎内記憶」の不思議を身を持って体験することになるなんて…人生とはかなりおもしろい旅です。

それからほどなくして、

「あのね、ママをね、大好きなママをプレゼントしてもらったんだ！」

と息子から〝告白〟を受けることになったわけですが、それからは、散歩中に急に話し始めたり、寝る時、電気を消したとたんに話し出すこともありました。

話す内容はまちまち。私の幼い頃のことや過去生のこと、宇宙のこと、〝金色のおじさん〟のこと、ソラから見ていたこと、私のお腹の中でのこと、広島でのお話…時には、「〇〇ちゃんが今、怒られてるよ」などと、事実かどうか確かめようのないこともたくさんありました。

また、お話とは別に、時代劇やドラマ、とくにローマやエジプトなどの過去を再現した映像を見ていると、「ここ行った〜」とか「ちょっと違うんだけどね〜」などと言うこともありました。

私自身がいろいろな夢を見る体質でもあったので、なぜかナオが私の見ている夢を共有していることもありました。

「あの時の、人って誰だっけ?」と聞くと私が夢で見て覚えていないことやうろ覚えのこと、あるいは夢の中の登場人物を教えてくれたりしました。

それと、「話してはいけないこともあるんだ」とも言っていましたから、きっと何か〝ルール〟があるのでしょう。

もちろん、話によっては「本当かな〜?」と疑いたくなるようなこともありますし、時には昨日と今日の話が違う時もあります。

でも、それは気にしないようにしました。ナオがそう言うなら、それでいいと思ったのです。

それでは、私がナオから受け取った〝きらめきの言葉たち〟のおすそ分けを始めたいと思います。どうぞあなたのお心のままに…。

うちゅうはね、さいしょひとつだったんだ。

ナオは、すこし大きくなったから、うちゅうのこと、はなせるようになってきたよ。

うちゅうは、だれかがつくったものじゃなくて、「ただ」あるんだ。

ナオは、うちゅうからきて、星にいって、たくさん勉強してママのところへきたんだよ。

たくさん勉強したんだ。

あとここでは、4つ勉強しなくっちゃいけないんだけどね。

ひかりの人　しってるよ。
名まえはないんだ。
金のおじさんは、ひかりの人でもあるんだよ。
ひとつなんだよ。

神さまって、なまえはないんだよ。

――ひかりの人も名前ないもんね。

そうだよ！

――一緒？

いっしょ!!

ひかりの人より、にんげんがえらくなろうとしたからね。
ひかりの人はおこってね、おっきなしまは、しずんじゃったんだ。
死んじゃったんだよ。みんな。
のこった人や、ソラにいった人は、みんな反省したんだよ。
ナオは見てたんだ。

ママは、生まれたとき、ナオと2つになったんだ。
ママがうまれるとき、ナオとけっこんするやくそくしたんだよ。
――いくつで、結婚するって？
3さい!!

ここからママをみてた！
――こんな高いところからでも、ママがわかるの？
わかるよ！　すぐ！

※ちょうど、テレビで、大気圏との境目から地球が見えて、そこからスカイダイビングする映像が流れるのを見ていたときのことでした。

ママのところに、生きてこれるとは思わなかった。
だけど、ママはナオがいないと死んじゃいそうだったから。
だから、来たんだ!

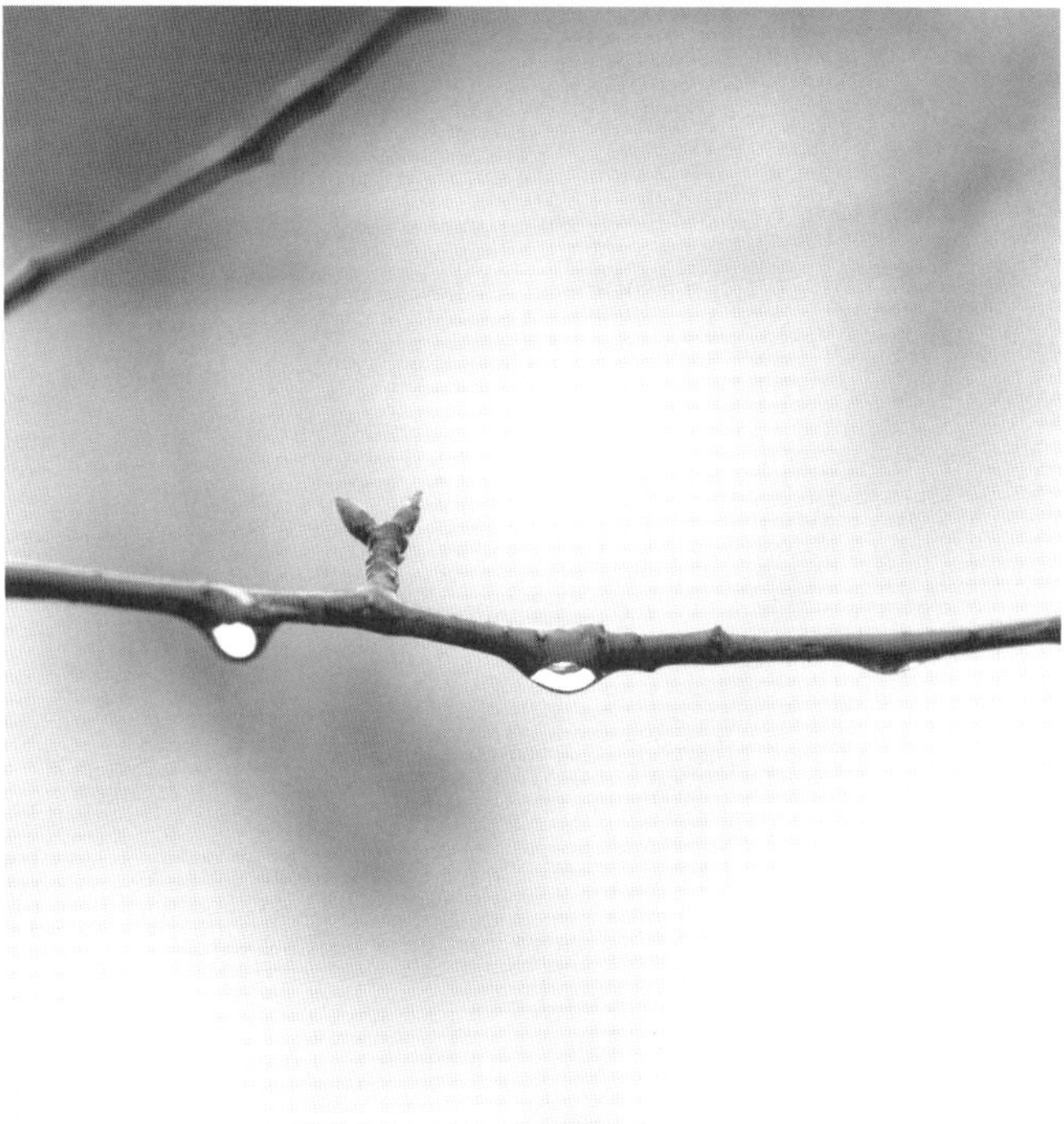

ナオ！　体をだいじにするよ。
せっかく、体をもらったから！　だいじにつかうんだ！
こうつう事故は、ぜったいにしない!!!　ぜったい!!

※交差点で飛び出しそうになったのを、注意したときのことでした。

ひろしまのね、赤いこうこうでんしゃのしんかんせん。
うみに、向かうこうこうれっしゃ、赤いでんしゃだよ！
うみは、ドブンとしずむんだ。
シマザキは、おうちでね、でんしゃのしんかんせんで、バスに乗るんだよ。
ひろしまこうこうまえってところのバスてい。
ナオは、ひろしまこうえんに行ったんだ。
ママはおうちだよ。
――広島のどこに住んでたの？
ひろしまで、いちばんいいところだよ。
しゅんか！
し・ゅ・ん・かだよ。

※ひろしまのお話をする時は、ナオがお母さんで、私が４人兄弟の末っ子だったようです。
地名は、何度も言ってくれますが、私の発音が違う！　と言われています。

ナオのおじさんはね、青くてね。
赤いべつべつのでんしゃに乗っていたんだ。
ぴかって光ったらかみの毛がながくなって、お化けのかおしてたんだ。
どろーーーんって。

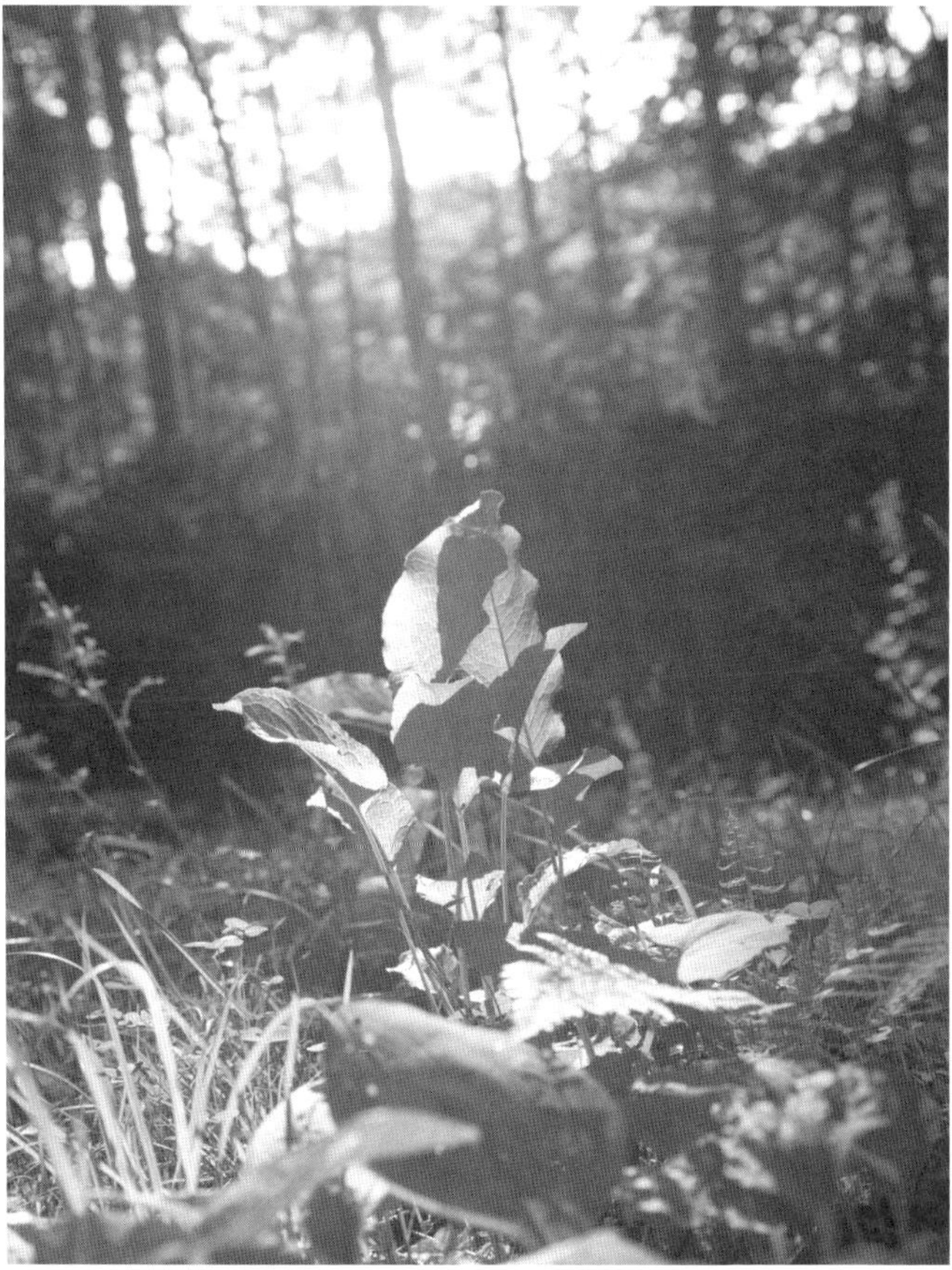

ナオはね、4人こどもがおなかにいたんだよ！
――ふ〜ん。4人かぁ、子育て大変だったねえ。
まあ、なれ、だね。
――その時の名前はなんて言うの？
こはるちゃんっていうの！
ママはね、「あらいひろこ」って名前だったんだよ。

――ママとナオは、恋人だったことがあったの？
そうだよ！
――ふうん。それでバスに乗って事故にあったんだ？
そう、すぐにきゅうきゅうしゃがきたよ。
でも、ママはきゅうきゅうしゃに乗ったけど、ナオは乗れなかったの…。
――ママは、きゅうきゅうしゃに乗ったの？
うん！　ママはね…。
――じゃあナオは？
けがが治らなかったんだよね。
――そっかぁ。じゃあ、どこが痛かったの？
ここ！（頭の右頭頂部あたりをさすって）血が、ドクドクって流れたよ。

※私が生前にナオと恋人同士で、バスの事故にあったという夢をみた時の会話です。

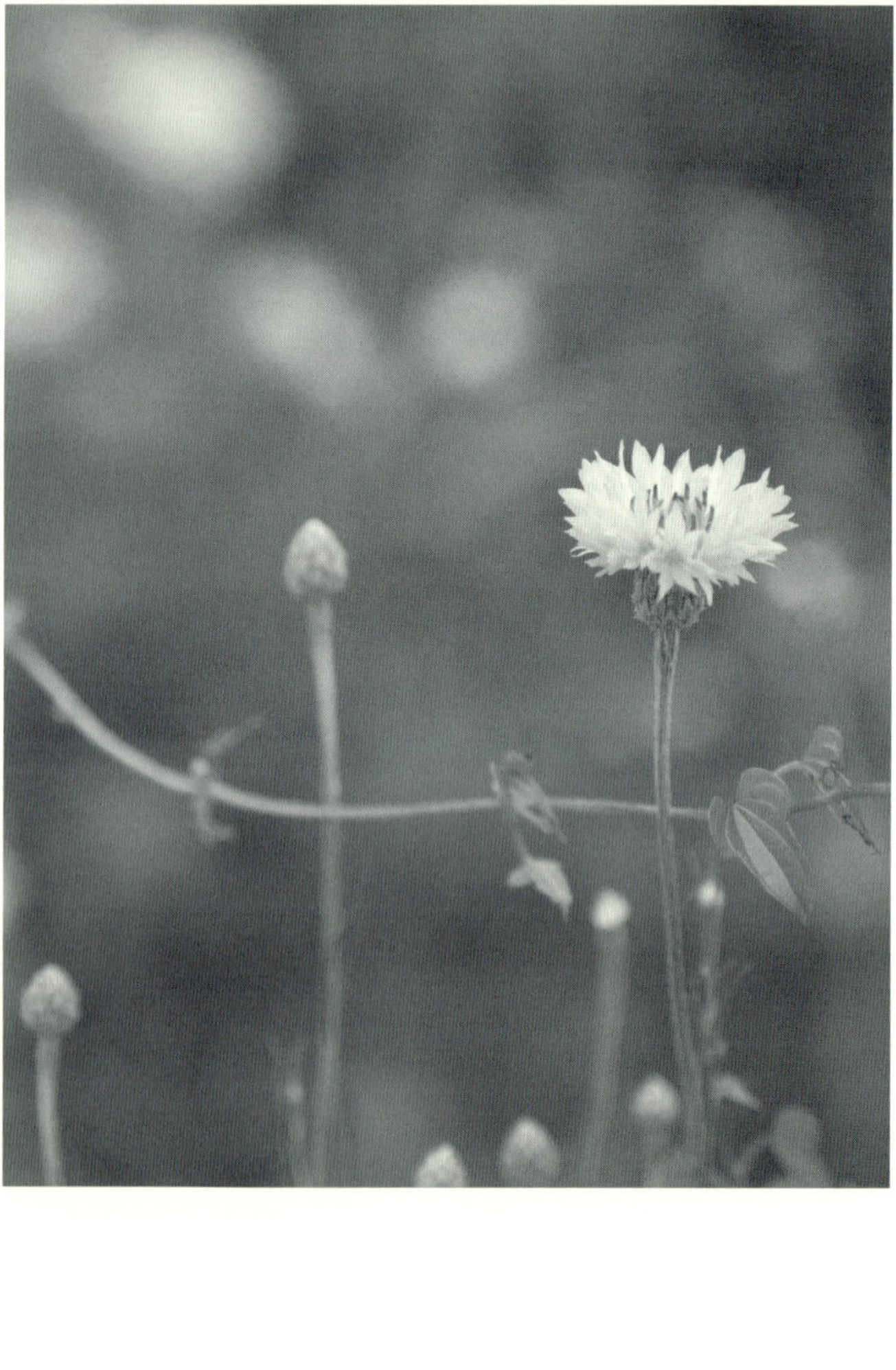

金色のおじさんに、「ママをプレゼントしてください!」ってお願いしたんだ。

そしたら、おじさんは「いーよ」っていってくれたんだ。

ひこうきでママのところまで行って、金色のおじさんがうんてんしてくれたんだ。

ママとナオは、おうちがみえたら、パチパチしてよろこんだんだよ。

そのあとは、ヘリコプターに乗って、うんてんしゅがいなくてもちゃんとおうちに行くんだ!

でも、ひこうきの金色のおじさんのほうがはやかったなぁ。

おそとのいろは、緑と青~

そして、おうちについたらママとナオとプレゼントを半分づつわたしたの。

そしてね、二人でやった~!　ってパチパチ手をたたいたんだよ。

そしたら、ナオ、赤ちゃんになったんだよ。

金色のおじさんにお願いしにいくのも、なんどもなんどもやるんだ。
ほうほうはね、ナオがこれからあう人をぜんぶおぼえてから、赤ちゃんになるんだ。
ちゃんと、いっぱいいいっぱい勉強してぜんぶできたら、おじさんにお願いするんだ。
だから、しごとができるんだよ。
そしてね、勉強してない子は、うまれてこれないんだ。
ナオは、いっぱいいいっぱい勉強したんだ！
——全部覚えてるの？
全部。もちろん！　ママのつながりもね。
——じゃあ、ママも、たっくさん勉強して、生まれてきたんだね。
そうじゃん！

ママとナオとおじさんはヘリコプターに乗って、こっちへ来たんだよ。
ヘリコプターのうんてんはおじさん。
――顔はどんな顔？
見えなあい。
――じゃあ、どんな色？
（キャンドルの金色を指さしました）
――金色？　金色で見えないの？
うん。
およそから、こっちへおじさんがうんてんして、ママはさきにおりちゃったんだよ。

――ねえ、ナオのお願いごとは何？
ぎたいいい‼
――え？　擬態？
ちーーがーーーうーーーー！
ぎたいいい！
――着たい？
ちがうの‼　きたい‼
――気体？
そう、くも‼

――そういえば、ナオ、ママのおばちゃん知ってる？
しってるよ。ひざのわるいひとでしょ？
ひざとこしが、いたいおっきなおばちゃんでしょ。いつもあってるよ。

※亡くなった叔母のことで、病気の後遺症で膝と腰が曲がらない方でした。

――ねぇ、ママは宇宙船に乗ったのかな？
ううん。うちゅうせんじゃなくて、ソラに行ったんだよ。ナオといっしょに。
あ！　カナコおねえちゃんもソラに行ったたよ
――そこは、青いの？　暗いの？
しろ～!!　少しさむいよ。
――早いの？　遅いの？
うーん。バスよりは、はやいかな。
――今度は、一緒にソラに行こうね。ナオ。
ううん。ママがさき!!

※カナコおねえちゃんとは、たぶん私が中絶した赤ちゃんだと思います。

ママはね、死んだらね、ちがうほしにいくんだよ。
そしてね、そこで、いままでのことを考えて、勉強するんだよ。
そしたら、どのほしにいくか、きめるんだ。
きめると、ビューンって行けるんだ。
――そうなんだ、じゃあ猫のアランも、違う星に行けるのかな？
ダメなの。どうぶつはね。同じ星なんだよ！

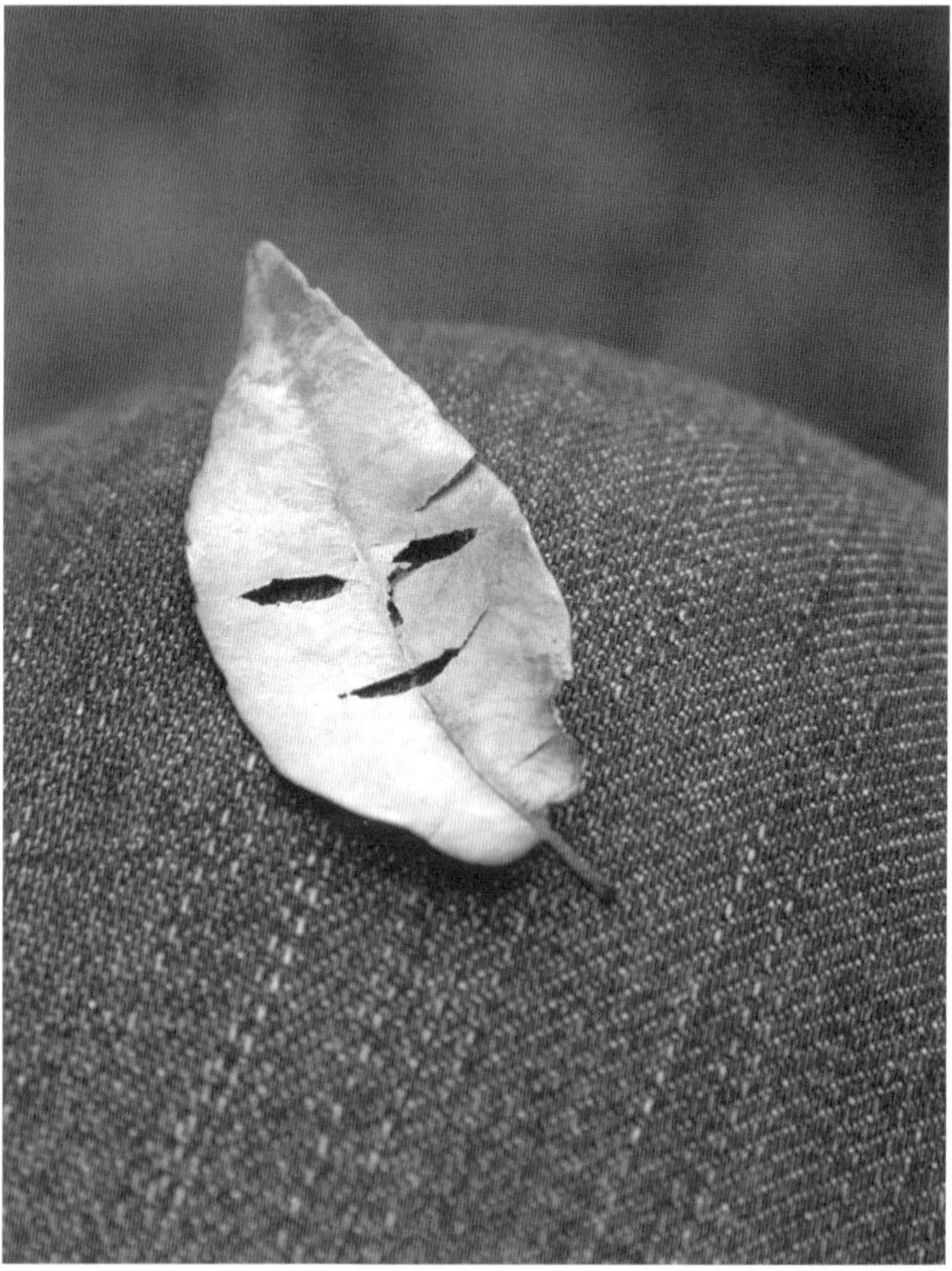

3日の日にね、うまれるとね、ママがオニになっちゃうからやめたんだ。
――え？　なんで3日って知ってるの？
ママがオニになっちゃうから、じいじのおめでとうの日をかりたの。
これでね、名まえがもらえるんだ。3日だともらえないの。

※2日に8時間の陣痛後、微弱陣痛となり、帰宅。出産は24日後（私の父の誕生日）でした。
恐らく最初の陣痛で生まれていれば、3日生まれになっていたのだと思います。

ナオ、ママから生まれたくなかったんだ。

――え？　生まれたくなかったの？

うん。すっごく嫌だった。一度出ようとしたけれど、やっぱり止めたの。

――どうしてやめたの？

気持ち良かったから〜

――お腹の中が？

そう！　だから、出たくなかったの。でも…だんだん苦しくなって…せまくなっちゃってさ。

――だよね。3655gもあったもんね（笑）。窮屈になったから出てきたんだ？

出なくっちゃって思ったんだ！

――ママのお腹から出てくるとき、足が引っかかったじゃない？

あれ、ママ痛かったな～

ちがう！　こーこっ！（自分の右肩を叩く）

――ええ？　あれは、足じゃなかったんだぁ。肩がひっかかったんだね。

そうだよ。

――ママのお腹の中のお水ってどんな味だったの？　甘いの？
カ〜ニ！

※妊娠・授乳中はお酒が飲めないので、週末になると、好物の蟹をよく食べていました。

――ママね、お婆ちゃんに後ろから抱えられておしっこするの大っ嫌いだったんだよねぇ。ナオは抱えなくてもできるからいいね。

しってるよ！　ママいつもおこってた！

――見てたんだ？

うん。

――じゃぁ、お婆ちゃんは、かわいかったでしょ？

ううん！　キレイだった！

――お腹の時のお話って、いつも最近のばかりだよね。一番ママの仕事が辛かった頃は、ナオはお腹にいなかったの？

うん。後だね。

――最初からお腹にいるとは限らないの？

代わってもらうんだ。

――どうやって？

おーねがい！　って頼むの！

――へ～！

※お腹には、他の子が入っていて、代わってもらったそうです。

ママから生まれたかった！
――ママから、生まれたでしょう？
うん、おばあちゃんとママから！
――おばあちゃんから？　おばあちゃんは「いいよ」って言ってくれたの？
うん、ママもおばあちゃんも「いいよ！」って。
――でも、ナオ生まれてないでしょう？　おばあちゃんから。
だって、怖かったから…出たくなかったの。だから…やめちゃったの。
――止めた？　お腹に入ってからやめたの？
うん、すっごく嫌だったんだ。
――おばあちゃんは、なんて？
ママのほうが、いいよって言った。
――ママは、なんて言ったの？
いいよって！

※私の母は、最初の子どもを死産しています。

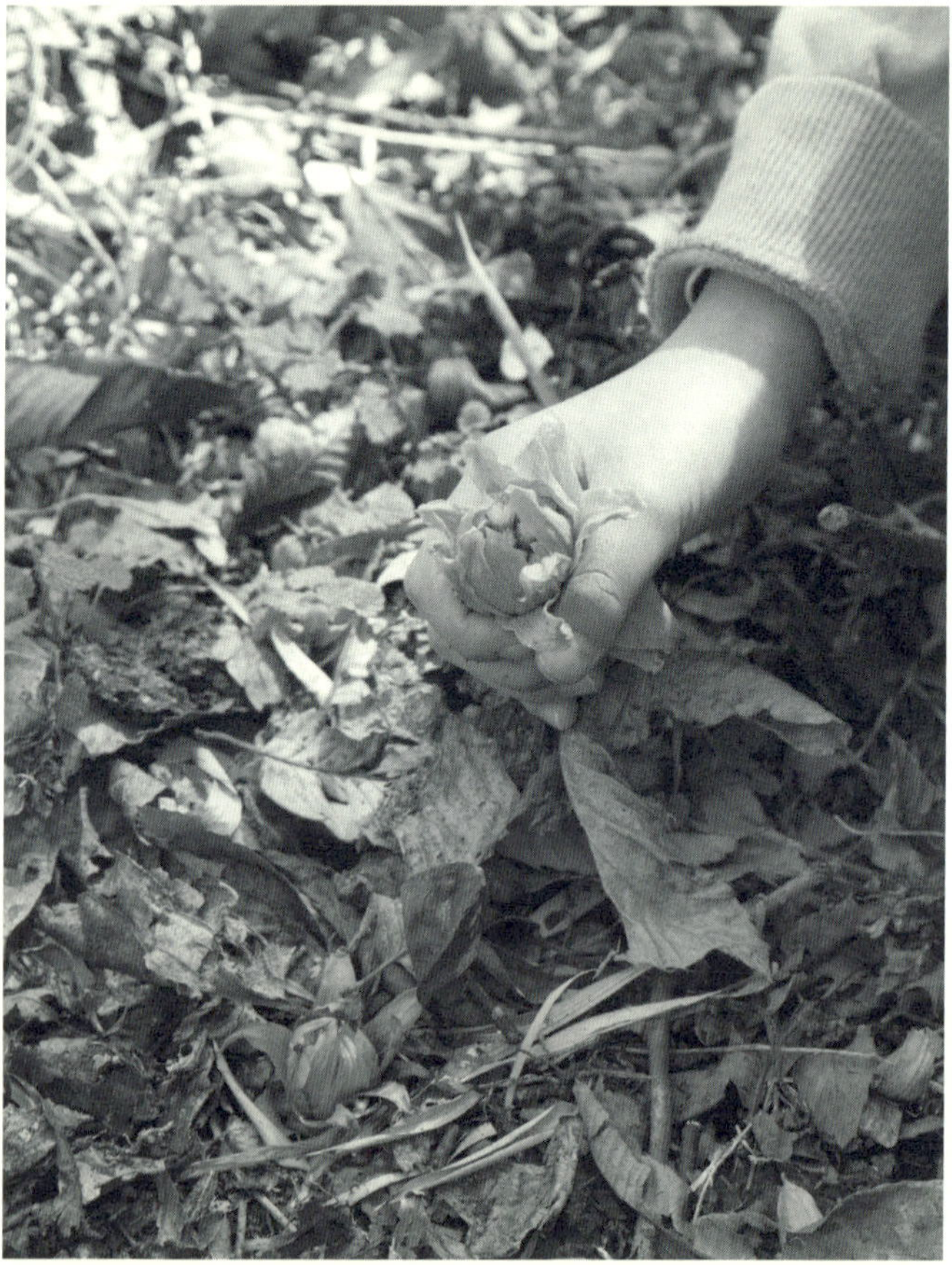

このまえね、とけいがね、3と10のときに、ママの金色のおじさんに、ナオ、会ったんだ。

おじさんのしごとはね…

ないしょ。

ママ、うんでくれてありがとう。
——え？　なに？　ほんと？　ありがとう‼　ママもナオを生めてうれしい！

ちきゅうよりも、きれいな星はあるんだよ。
さんかくとかバツとか…
でも、ママがいるからこっちにきたんだ！
――綺麗な星ってどんなところ？
おまわりさんがいるところ。ナオのことをつかまえないよ。
ドロボーとかわるい人をつかまえるんだ。

※後に、おまわりさんとは、ひかりの人たちで、その人たちが住む星だと教えてくれました。

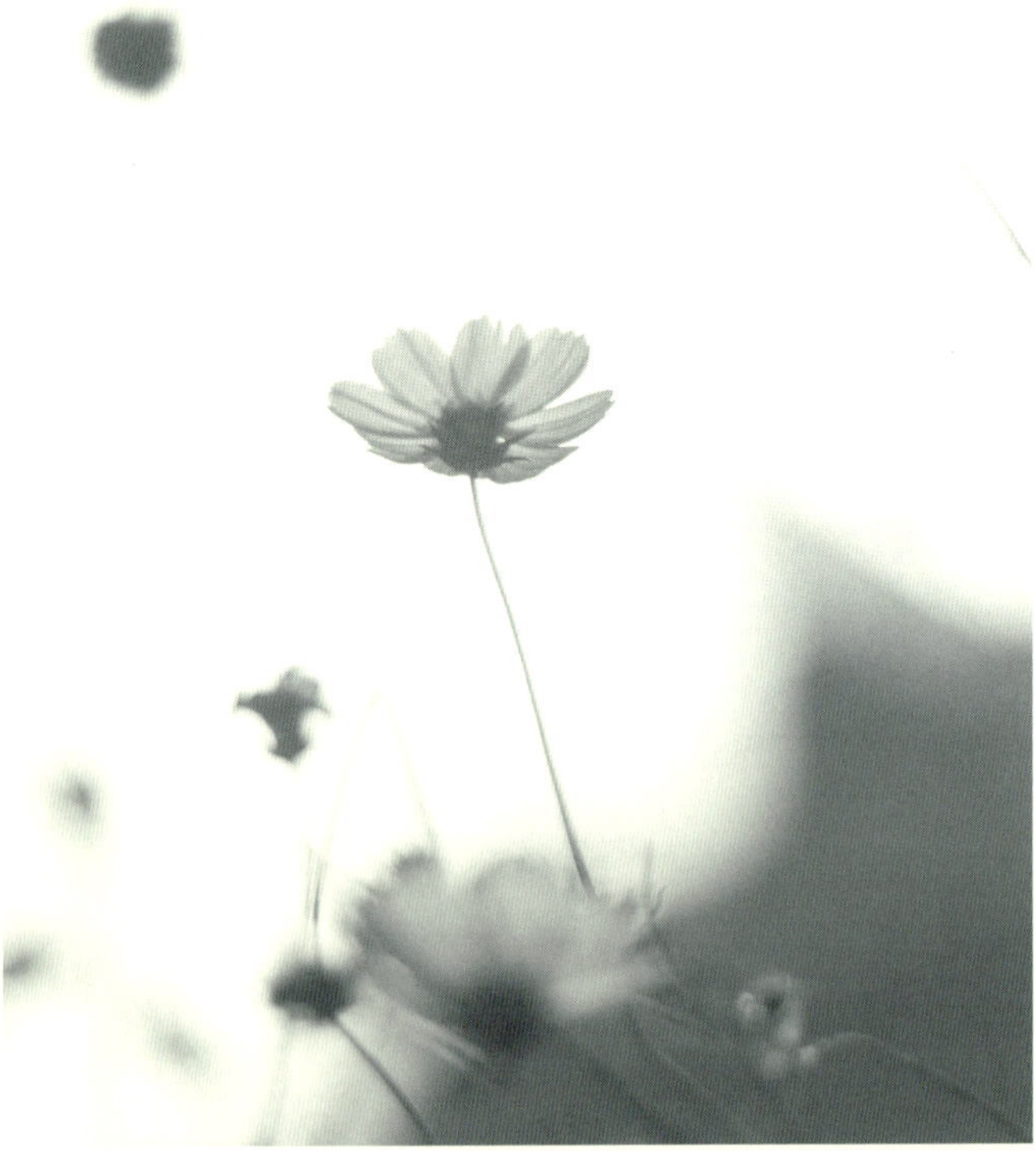

ママは、おっきい荷物だと手が痛くなっちゃうから、ナオが持ってあげるんだ。

――ナオは力持ちだからね。

大きい荷物は、頭に乗せて持ってあげる。首からぶらさげるとぶつかるけど、頭だとたおれないんだよ。お土産も持てるよ。

――頭の上で荷物持ってたの？

そうだよ。倒れないしいっぱい持てるからね。頭のほうが。

ママのプレゼントも持ってるよ。

――ママね、タイで象さんに乗ったことあるんだよ～
固いよ！
――象さんの毛が固いの知ってるの？
うん。乗ってた。
――象さんに乗ってたの？
うん。
――人を乗せてたの？
荷物！
――荷物？　へぇ～。
トラック！
――トラック？　トラックみたいな感じで運んでたの？
そう！

※テレビに映った象さんを見て。

ママはね、これからプレゼントをいっぱいもらえるんだよ。
ナオはね、1こだけでいいんだ。
あ、でも4こ、5こかな。ふふふ。
だけどママはたくさんもらってね。プレゼント。

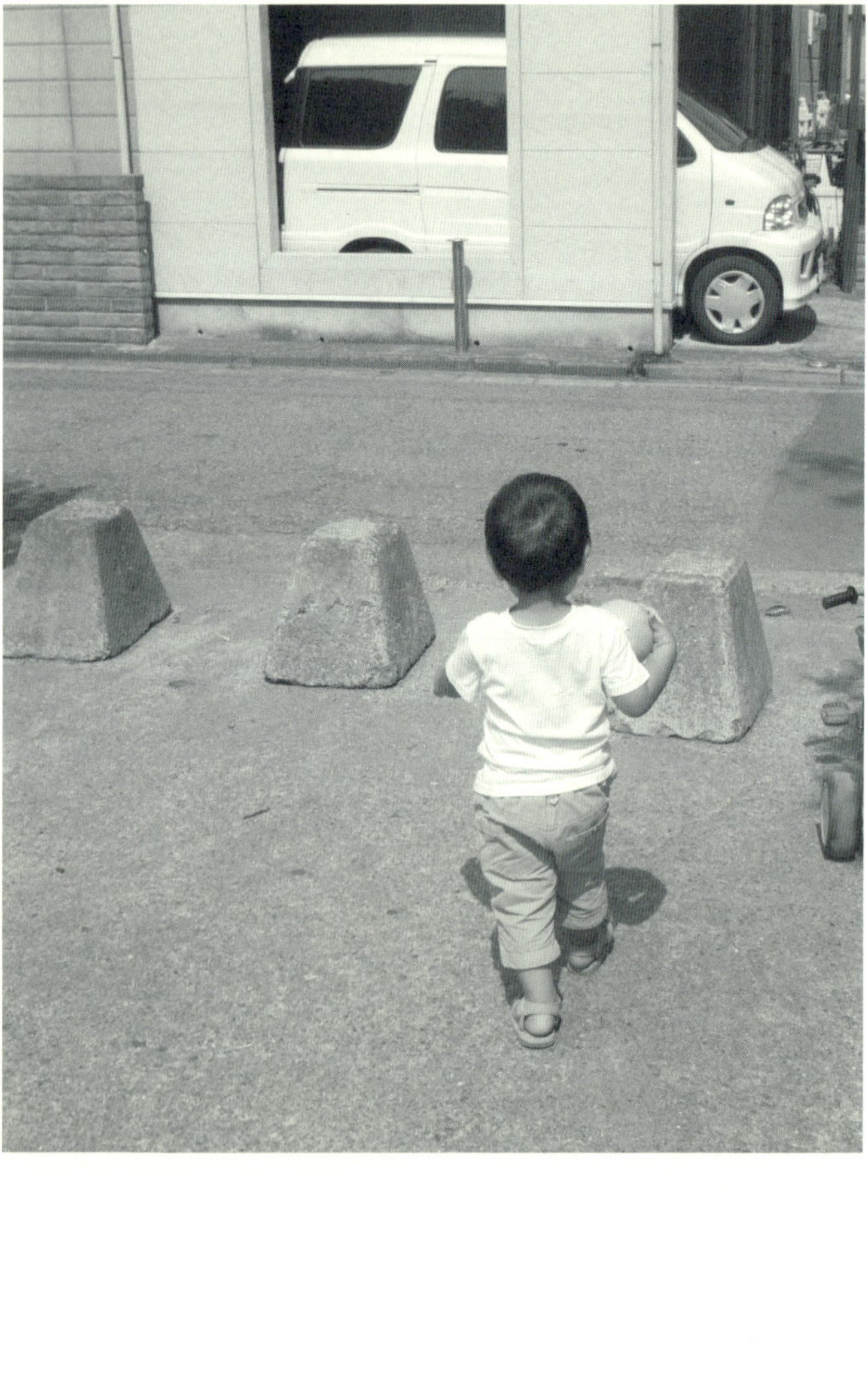

――ナオ、最初からママを選んで来てくれたんだね。ありがとう。

だからさ～、みんな、そう（選んでくれてありがとう）言っちゃうんだよね。

――え？　でも、光のおじさんに、『ママを』プレゼントしてってお願いして

くれたんじゃないの？

そう！　ナオを『ママに』、プレゼントしてって。

――ママに、ナオを？

そう！　しあわせになるために！　助けるために！

ママ、いっしょにくらそう。
あいしているよ。いっしょにくらそうね。

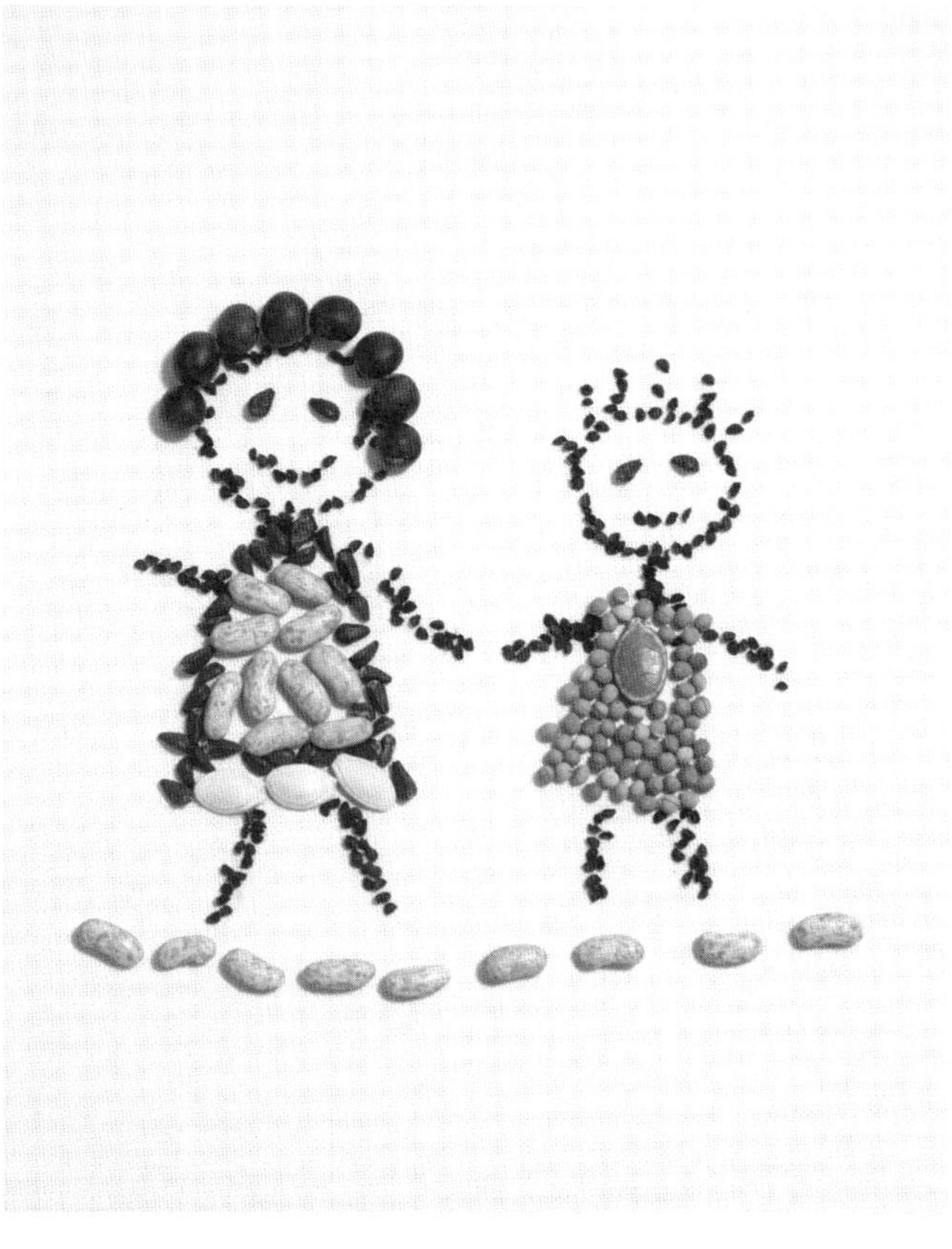

第２部　対談
「胎内記憶」とどう向き合うか

池川明×喜和子

司会　池川先生、喜和子さん。この度は、お忙しい中このような機会を設けていただきありがとうございます。そして「たいわ士」である南山先生には、お二人の〝仲人《なこうど》〟ということで、この場に同席していただきました。本書の編集者である私が、僭越ながら司会進行役を務めさせていただきますが、本日はよろしくお願いいたします。

さて、読者さんの中には、この本で初めて先生方に出逢われる方もいらっしゃると思いますので、まずは私のほうから簡単なご紹介をさせていただきたいと思います。

池川明先生は、横浜にある池川クリニック院長として、これまでの産婦人科とは全く違ったアプローチで妊娠から出産期の親子のあり方を見直すことを提唱し、その中で「胎内記憶」を持つ子どもたちの存在を知り、約十年以上にわたり胎内記憶に関する研究調査を続けて来られた、言うなれば「胎内記憶研究の第一人者」です。

南山みどり先生は、まだ言葉を話せない赤ちゃんたちの通訳である「たいわ士」としてご活躍され、個人セッションや子育てセラピー講座などを開かれており、こうした講座は、池川クリニックの院内プログラムとしても取り入れられています。さらには自死で子どもを喪った方の遺族支援自助グループ「あんじゅ」の代表もされていらっしゃいます。ひと言で表現するなら、愛することと許すことを伝える「愛の伝道師」でしょうか。

そして喜和子さんは、第一部でその素敵な言葉たちをご紹介した「ナオ」くんのお母様ですが、ナオくんが2歳になられる直前に離婚され、その後出版社へ就職。この本の著者でもあられます。

喜和子　著者というより、取材記者みたいなものですね(笑)。子どもが話すことを聞いて、記録しただけですので…。

みどりさんとの出逢い

司会　それでは、ゆっくりと始めていきたいと思います。まずは喜和子さんにお聞きしたいのですが、お子様の胎内記憶のお話を本にしようと思ったきっかけは何ですか?

喜和子　直接のきっかけは、南山みどり先生の『宇宙チルドレン』(ビジネス社)を読んだことでしょうか。みどりさんが多くのお子さんとの対話を通して、身体の声を聴く「体話」、状況・状態の緩和をはかる「態和」、おなかの赤ちゃんとコミュニケーションする「胎話」を総称した「たいわ士」としてご活躍されていることを知り、そしてホームページを見て、「同じ言葉(同じような体験)を話す人がいる‼　この人に逢いたい！　話をしてみたい！」という強い衝動にかられてしまったのです（笑）。調べてみると、池川クリニックで講座をされているじゃありませんか！　もちろんすぐに参加し、そこで「胎内記憶」という言葉と出会いました。私はその前から『天使の答えが聞けるママだけの特権』のことは知っていたので、自分に子どもができたら「おなかの中でどうしてたの？」と聞いてみることを楽しみにしていました。ですから、みどりさんにお会いする前に、ナオの話を聞いていたので、その講座でお聞きしたお話も、とてもスムーズに理解出来て「あ、知ってる、知ってる！」という感じで、裏付け確認をしに行ったような感じでした。

それから個人的にお話しする機会をいただくようになりました。最初のうちは「うちの出版社で本を出してもらえたらいいなぁ」という下心を抱いてお近づきになった部分もあったのですが（笑）、お会いするたびに、私自身の過去生での気づきや、子どもの胎内記憶のお話をわかりやすく伝えてくださるみどりさんに、すっかり惚れ込んでしまったん

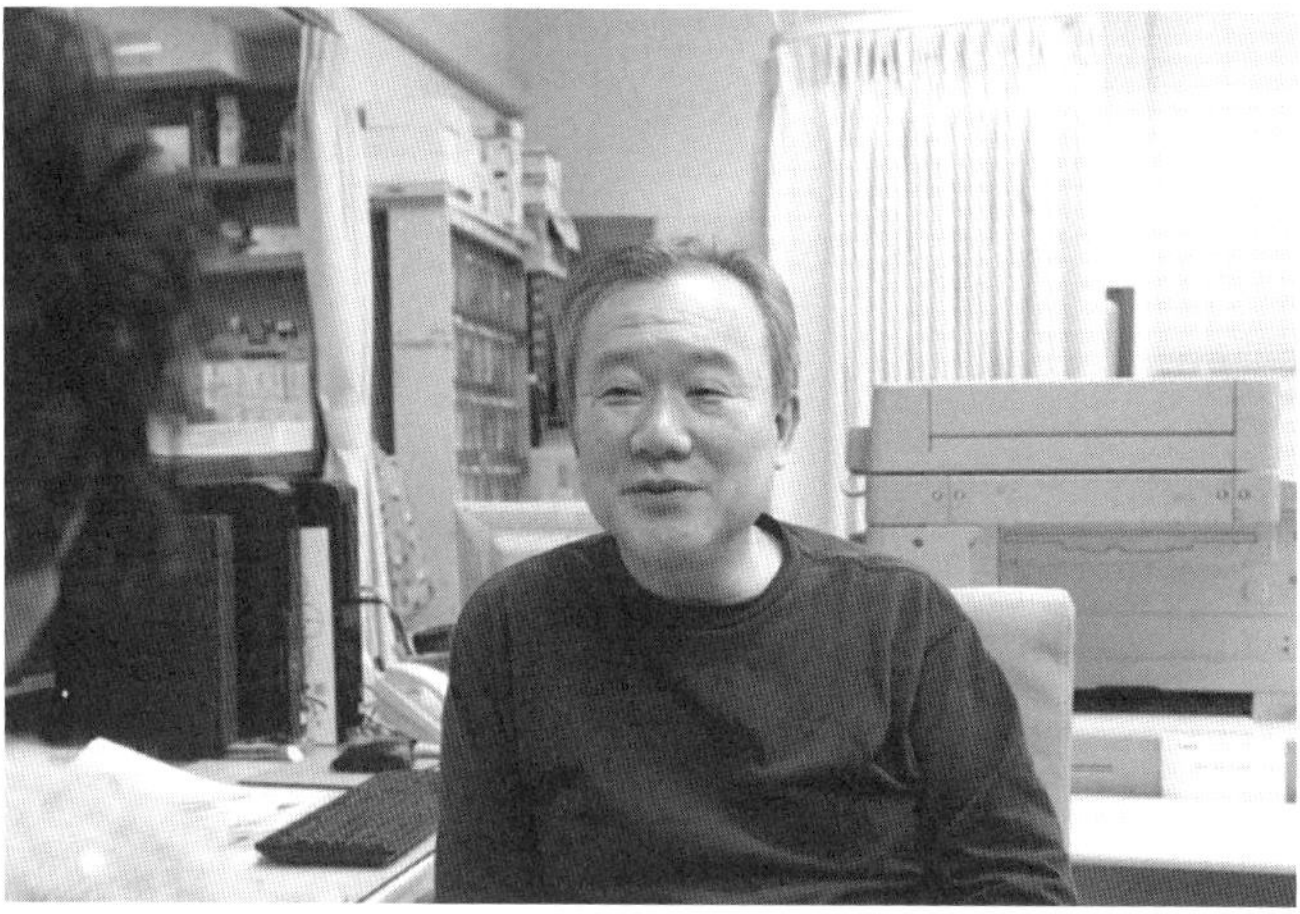

のです。
　私自身は霊能者でもヒーラーでもありませんが、子どもの頃から寝ている時の夢を通じて過去生を思い出したり、違う世界でのできごとを夢で見るような体質でしたので、その夢の解釈からプライベートでの相談まで、たくさんフォローしていただきました。そうそう！　みどりさんとは、過去生で同時代に生きていたこともあったみたいです。
　ちょっと話がそれましたね。この本を書こうと思ったきっかけですが、過去に出版されてきた胎内記憶関連の本に対する違和感みたいなものかもしれません。内容にではなく〝言葉〟に対しての違和感なんですけどね。

司会　〝言葉〟と言いますと？

喜和子　たとえば、「神様がいた」「天使が迎えにきた」「雲の上から見てた」などの表現がありますが、「そもそも生まれる前の世界に、物をあらわす言葉があるのだろうか？」「神様は神様っていう名前なの？」とか考えてしまうのです（笑）。

私自身がちょっとひねくれているのかもしれませんが、その本に書かれているお話が本当のことなら、もっと違う表現になるのではないか、現代社会の単語を用いているということは「あとづけの言葉」ってことにならないか、もしくは大人ウケする言葉に変換されているんじゃないかとか…。

ナオは「ひかりの人に名前はないよ」と言います。「金色のおじさん」とは言いますが、「神様」とか「天使」とか「守護神」とは言いません。ましてや、ソースとか大いなるもの、とかも。ですから、もっとリアルで子どもの言葉の真実に近い胎内記憶の本ってないのかな…と思っていたのです。

友人である写真家の武本花奈さんのお子さんも胎内記憶をお持ちでしたので、ある日そんな話をしたところ、彼女もすごく共感してくれて「私がビジュアルを受け持つから２人で作っちゃおう‼」と盛り上がったことがスタートでした。

しかし、冷静になって考えてみると、果たして2人の子の話だけで一冊の本になるんだろうかと編集長（司会）と2人して不安になってしまって…そんな頃、偶然みどりさんにお会いする機会があったんです。私は思わず「今、武本さんと本をつくろうとしてるんですが、胎内記憶のお話の本数が足りないんですよねぇ」と愚痴をもらすと「喜和子さん、誰の前でそんな話をしてるの？　私はたいわ士よ」って…（笑）。

たいわ士さんの前で胎内記憶の話が足りないって、ほんと誰に話してるの？　って感じですよね。すぐに気がつかない私って…。

そのあとですぐに池川先生をご紹介いただき、今日の対談が実現したわけです。

ですから、みどりさんには心から感謝しています。ただ、実際に本づくりがスタートしてみると、全く順調には進みませんでした。子どもたちの言葉を並べてみてわかったのですが、ナオのお話、武本さんのお子様のお話、みどり先生のお話…並べてみるとすごく無理があったのです。

みどりさんのお話は、死に光をあたえるメッセージを持った子どもたちのお話で、中絶や流産、逆子、死産の赤ちゃんからのメッセージが中心でした。一方、武本さんのお話は、いわゆる「ママのおなかにビューンって入ったよ～」というほんわかしたお話。そして、ナオのお話は、確かにお腹の中のお話もありますが、時代背景が違う話や、古い時代のお話、プレゼントのお話などがあり、どうも並べるとしっくり来ない（笑）。

司会　じつはそこで編集者魂がムクムクと湧き上がりまして（笑）、せっかくのすばらしいお話が集まっておりますし、2冊に分けて出版させてほしいと会社に掛け合いました。
すでに出版されている『ママが「いいよ」って言ってくれたから、生まれてこれたんだよ。』（ぜんにちパブリッシング）は、中絶・流産・死産・人工死産・病気、障がいを持った子、自死をした子ども達からのメッセージを中心にまとめた本。続いて出版されるこの本は、子どもたちが自分で「ママを選んで」生まれてくるというお話や、過去生のお話を中心に「永遠の命」について考える本にしようと考えたのです。

喜和子　こうしてみなさんのパワーが集結して、世の中に2冊の本が生まれる瞬間に立ち会えて、私も感動しています。

そもそも「胎内記憶」とは何か

司会　それでは少しずつ深いお話に入っていきたいと思いますが、そもそも「胎内記憶」とは、どのようなものだと考えたらよいのでしょうか？

池川　胎内記憶とは、読んで字のごとく「ママのおなかにいたときの記憶」ですよね。しかし、われわれ医者の世界では、そもそも胎児に意識や記憶があるなんて、考えても来なかったわけですよ。私もその存在を知ったときにはとても信じられませんでしたが、うちのクリニックの助産師に「世の中には生まれる前のことを覚えてる子がいるらしいね」と話したら「私の甥にも生まれて来る前の記憶がありますよ」と普通に言われてしまいまして…その後外来に来る患者さんからヒアリングを始めると、次から次へといろいろなお話が集まってくるわけです。それで私も真剣にならざるを得なくなって、本格的に聞き取り調査と研究を始めることになりました。

調べてみると、過去にも世界各地で「胎内記憶」の話は残されているんですが、どちらかというとオカルト的なくくりに入れられていて、医学的な研究や科学的な調査は一向に進んでないんですね。どうやらそのお役目が私にまわってきたようです（笑）。

司会　私も今日の対談に備えて、少し関連書籍で勉強してきましたが、一般的には、胎児期の記憶を生まれた後でも覚えていて、それを語るような現象を「胎内記憶」というふうに総称してしまっているようですね。中には精子のときの記憶とか、受精のときの記憶とか、それから生まれ変わりを待つ「中間生」の魂で肉体がなかったときの記憶とか、前生の記憶なんかが出てくる本もありました。

池川　それは質問の仕方にもよると思うんですが、お母さんが「おなかの中にいたとき、どんなことを覚えているの？」って聞けば、当然それに沿った答えがかえってくるわけで…狭い意味で言えば本当におなかの中にいて生まれるまでの記憶を胎内記憶と言うのだと思いますが、出産時や新生児期、乳児期の記憶を話す子もいるので、これまでの常識では覚えていないと思われていた時期の記憶を総称して胎内記憶というふうに理解しておいていいと思ってます。

司会　なるほど。「この時期からこの時期」という制限ではなくて、子どもが持っている記憶そのものをさして良いということでしょうか？

池川　そうですね。細かく分ければ分けるほど話が複雑になるので、出生前記憶も出産時記憶も新生児記憶も、ぜんぶひっくるめて「不思議な話」ということでくっていいと思いますよ。

そもそも「胎内記憶」という言葉自体が造語なので、未だに正確な定義がないんです。私の夢のひとつが「胎内記憶」を辞書に載せることなのですが、将来これを〝学問〟する人が出てきたら、私よりきちんと分類してくれて、確固たる定義も確立してくれると思います。ただその時は、もっと難しい名前がつくと思うんですね。「環境ホルモン」を「内分泌撹乱物質」なんて言われると、わけわからなくなっちゃうように、「胎内記憶」にも、もっと難しい名前ついちゃうと思うな。

司会　かえって、わかり辛くなりそうですね。

池川　とっても正確なのかもしれないけど、普段使いにくいよね（笑）。

喜和子　子どもの胎内記憶をあらわす言葉なので、身近な話題になるはずの言葉なのに遠くなってしまいますね。

池川　「厳密に」というのは、科学者の方々がやることなので、一般の人は、胎内記憶を今言ったような内容で、ざっくり捉えておくのがいいと思います。

喜和子　池川先生のおっしゃるとおりなんですけど、私の感覚だと、おなかの中にいるときって〝全部〟分かっているんじゃないかと思います。おそらく、子どもの成長の過程で、ママのおなかの中にいた時の記憶とか、生まれる前の過去生の記憶などに分かれていくのかな、と感じているのですが…。

池川　なるほどね。それは興味深い見解だね。

司会　おなかにいたときは、そんな区別をしていないということでしょうか？

池川　まあ、そうだね。われわれの定義は、胎内の赤ちゃんはすべてを分かっているんだから、前生記憶とか、中間生記憶とか、もう全部一緒！　そういうことでいいんじゃないかな。

司会　そうですね。それにしても、この「胎内記憶」という言葉は、ずっと残してほしいと思いますね。

喜和子　私も同感です！　ずっと後世に残していってもらいたいと思います。そのためには、学者さんにも「胎内記憶」って言葉を使ってもらわないと、ですね。先生、ぜひ定義を作って発表してください!!

「胎内記憶」を論文として発表⁉

池川　定義を作るって、結構難しいんですよ。でも、定義は大門先生が作るから大丈夫。過去生記憶の権威で米国バージニア大学医学部の客員教授である大門正幸先生。彼にはすごく期待しているんですよ。

司会　お二人の研究発表が初めて、バージニア大学で認められたんですよね！

喜和子　おめでとうございます！（拍手）

池川　そう、今彼がバージニア大学に行っていてね。学会誌『Society for Sctentific Journal』に英語の論文が掲載されたんですよ。査読のあるきちんとした医学会の雑誌に論文として出るのは、たぶん世界で初めてだって言っていたね、大門先生は。
世界中にこうした「胎内記憶」の事例はいっぱいあるのに、たぶんまともに研究している人はいないんでしょう。アメリカでも同じようなことが書いてある本はあるんだけど、学会で取り上げられたことはないみたいですよ。学会誌にも出てこないですから。

司会　それはなぜでしょうか？　子どもが語る曖昧な話だからですか？　それともちょっと不思議な話をすると、学会では笑いものになるのでしょうか？

池川　やっぱり五輪真弓…じゃなくて、逸話の世界を出られないのかな（笑）。

司会　親が子どもに言わせてると見る人もいますよね？

池川　その前に、多くの人はそもそも、胎児に記憶があること自体を信じていませんね。

喜和子　みなさん信じていないのですか？

池川　まず信じていませんね、ほとんどの人が。もちろん、親が言わせてるというふうに取る人もいるだろうし…まあ、そもそも「胎内記憶がある」ということを前提で調べられてはいないからですね。ところが、私のところにはどんどん同じような話が集まってきますし、アメリカを始め海外からも何件かお話をいただいているので、やっぱり「ある」としか思えないんですよ。

司会　日本の企画番組でも、海外での前生記憶を持つ子どものお話を再現ドラマにして放映したりしてますよね。生まれ変わる前は戦闘機のパイロットだったとか…。

池川　そうそう、あの有名なお話ね。硫黄島での戦いで撃墜された、パイロットの記憶をもったジェームス君の話だよね。

司会　はい、そうです。

池川　コルセア（戦闘機）に乗っていたっていうね。小型のためあまり一般には知られていない戦闘機で、調べると子どもが言っていたとおり硫黄島で使用されていたんだね。

そういう事例は、バージニア大学で２０００例調べたうち、確実に前生そうであったということが証明されている事例が１００数例はあるんですよ。

他にも証明はされていないけれど、かなり詳細に、たとえばその時代にしか使っていなかった単語を使ったりとかいうような事例は結構ありますよ。単語などは実際に使っている人からみると、記憶というより「ああ、そういうのあるよね」っていう世界ですが、これを事実かどうか証明することはなかなか難しいよね。だけど、そういう事例が身の周りにたくさんあるんだっていうことを知っているだけでもいいんじゃないですか。お母さん方が自分で確認すればいいことだもの。別に科学者が証明しなくてもいいと思います。

司会　それもそうですね。

池川　喜和子さんのように、自分の子か、もしくは友達か誰かがしゃべりますからね。それを「あ、そうなんだ」って聞いていればいいのですから。

喜和子　ありがとうございます。この本はナオ、私の息子が話した言葉を中心にまとめようと思っているんですが、ナオの話の中には、先ほど先生がおっしゃっていたように、私のおなかの中にいた記憶だけではなく、中間生記憶であったり、もっともっと前の話も混ざっているんです。中にはいつのことだか判断しきれないような…たとえば、その時代に私はいないのですが、どこかからのぞいているときの記憶なども話したりするんです。

池川　ああ、なるほどね。ナオくんにとって気になる存在の喜和子さんを、お空からウォッチングしていたときの記憶が交差しているのかもしれないわね。

ナオが生まれた日

喜和子　はい。ナオが生まれる前からずっと私を見ていてくれたって思うと、とってもあったかい気持ちになるんですが、お産はかなり大変でして…じつは陣痛が一度あったんですが、一回は空振りに終わり、ほどなく家に帰されました（笑）。

池川　それは出産予定日前のこと？

喜和子　はい。出産予定日は17日だったんですけど、2日の未明に産気づきまして、8時間ほど陣痛と闘うと微弱陣痛になってしまい、うんともすんとも言わなくなってしまいました。普通に出産していれば3日には生まれたはずですが、その後も兆候はないので、ご自宅にお帰りくださいって、退院になってしまいました。お互い「ビビり」だったのでしょうか。

そして次に産気づいたのは、24日でした。予定日から一週間。もう少ししたら陣痛促進剤使おうかと先生に言われていたんです。そんな矢先に産気づいたのですが、それから36時間半もかかって、ナオがようやく出てきたのは26日のことでした。

池川　36時間半って…一日半ぐらいかかったんだね。それはそれは、大変だったね。

喜和子　26日というのはじいじ、私の父親の誕生日なんですが、ナオが言うには「3の日に生まれていたら、ママは鬼になっていた」らしいんです。3日に生まれるかもしれなかったなんてことは知らないはずなんですけど…。

それに、一度出ようとしたけど、お腹の中が気持ち良かったから、やっぱりやめて、そのあと窮屈で苦しくなったから、そろそろでないと、いけないなぁって仕方なく出てきたようです（笑）。

池川　どうやら生まれて来る日は、その子自身が決めているみたいですよ。私はよく「陣痛を起こすボタンは胎児が握ってる」って言うんですが、なんたって生まれる日によって〝性格〟が変わるわけですから、いつ生まれるかは子どもにとって結構重要な問題なんだよね。

司会　生まれる日によって〝性格〟が変わるなんてこと、あるんですか？

池川　だって生まれる日によって、星座も違えば動物占いも違うじゃない（笑）。ためしにナオくんを動物占いしてみようか？　…彼は「オオカミ」だね。ちなみにお母さんは？

喜和子　私は、「トラ」です。

池川　仮に3日に生まれたとしたら…「黒ヒョウ」だね。「褒めるなら金くれよ」っていう現実主義タイプ。対してオオカミは「金より褒め言葉」ってタイプなんだ。トラも同じ感性だから、たぶん今のご家庭は居心地がいいんじゃない？

喜和子　はい、とても！　ナオの父親とは別れてしまったので、今は二人暮らしなんですが、おかげさまでとても和やかな毎日です。

池川　仮にナオくんが黒ヒョウだったら、もしかしたら喜和子さんは、イライラすることが多かったのかもしれないね。黒ヒョウとトラの関係性だと、子どもが常にお母さんに勝っちゃうんだ。

喜和子　何やっても子どもに負けちゃうなんて、腹立ちますよね。だからいつも「キーッ！」となって、いつのまにか「鬼」になってたんでしょうか？

池川　そうかもしれないね（笑）。いやいや、本当に鬼になるというか、たぶんお母さんとしてはすごく生きづらい人生になっていたんだと思いますよ。ということは、お子さんも生きづらい…そういうことで、わざわざ調整したという見方もあっていいと思います。今は動物占いでしたが、他にも四柱推命とか色々ありますから、枠にこだわらず楽しみながらみてみるとおもしろいですよ。

喜和子　なるほど。「3日に生まれていたらママは鬼になっちゃうから、じいじの誕生日を借りたんだ」って…そういうことだったんですね。納得しました。

司会　占いもこういう多面的な見方をすると、とても面白いですね。それにしても、こういうお話を聞くと、胎児にも意識があるとしか思えないですよね？

喜和子　きっとナオはのびのびと生きるために、この日を選んだのですね。なんだか胸のつかえがストンと降りたようです。じつはお産の時、産道は一向に開かないし、なんせ寝てないじゃないですか。もう意識がもうろうとしてきて、看護師さんを呼んで「もう我慢できない！　このおなか、掻っ切ってください‼」って叫んじゃったんです（笑）。

看護師さんには「9時半になったら先生の診察が始まるから、それまで待っててね」と諭されて…。

池川　で、何時に生まれたんですか？

喜和子　12時2分です。先生の判断で破水が終わってからずいぶん時間も経っているので促進剤使おうということで、促進を使って一時間ぐらいで生まれたんですけども、その時、ちょっと不思議な体験をしたんです。

その病院の分娩室は9階でしたが、「いきんだあと、もう一回いきむのよ」と助産師さんに言われたときに、痛みという感覚ではなくて、なんだか「グーッ！」っと、地面のほうから、ものすごいエネルギーが集まってきて…なんでしょう、自分の力だけじゃない、パワーが下から入ってきたのがわかったんですよね。こう、いきんでもう力がでないよ～って段階で、休まずにもう一度いきむのですが、その力が体の外から「ぐわ～」と、入ってくるんです。

池川　ほう、それはすごい！

喜和子　自分でも「たぶんあと3回ぐらいだな」と分かるんですけど、その度に、なんだかわからない地面のエネルギーみたいなものが下からまっすぐ体に入ってきて、押し出してくれたというか…みなさん、同じ感じで出産されるのですか？

池川　いや、あまり聞かないですよ。まさしく「母なる大地のエネルギー」だよね。これを感じるってすごいことですよ。本来はみなさんに、こういうお産をしてほしいですね。

喜和子　助産師さんに「上手～！」とか言われましたが（笑）、なんだかすっごく気持ちよかったんですよ。逆に、長かった分いきめるんだという喜びもありましたが、地面の奥底から入ってくるパワーが心地よくて。

池川　理想的なお産じゃないですか。そのパワーを感じるのに、一日半要したということでしょう。大地とつながる…グランディングするのに必要な時間だったわけですよ。たぶん、そうやって生まれた赤ちゃんって、ずっと大地とつながってるんじゃないですか？

喜和子　だからナオは抱くと重いんでしょうか（笑）。見かけより質感があって、質量がある子なんです。

池川　地球が引っ張っているからだね。すでにアンカーを下ろしちゃってるんでしょう。

喜和子　小児科の先生がたまに抱き上げようとして、「んっ？」となってることがよくあります。見た目と質量が違うっていうか、密度が濃いっていうか…。

池川　やっぱり「生まれ方」はとっても大切だし、その子の性格や人生にも多大な影響をもたらしてるはずなんです。これまで私たち産婦人科の医師にとって、患者さんはあくまで「お母さん」だったわけだけど、胎児にも記憶があるという立場でお産を考えると、「赤ちゃんも大事な患者さん」で、いかにストレスのないお産をしてもらうかに、もっと細心の注意を払うべきだと思います。

喜和子　私のお産はよいお産だったんですね。うれしいです（笑）。

池川　ナオくんは生まれてからも丈夫ではないですか？

喜和子　はい！　当時は、会社を経営していたので、自宅でできる業務はしていましたが、やむなく職場にも連れ行ってました。最初は預かってくれるところがなかったので、やむなくそうしてたのですが、生後6カ月から預けられる施設が見つかって…そのあとは認可の保育園へ。結局3年半で施設から呼び出しを受けたのは、たったの3回きりです。男の子は弱いから熱とかいっぱい出すって聞いていましたが、そんなことはほとんどなく、たまに熱を出すのはきまって金曜日の夜（笑）。それが日曜日の朝には下がって、月曜日にはちゃんと会社に行けるんです。

池川　働くお母さんのために生まれてきたような子だね。

ナオが語り始めた言葉たち

司会　ところで、ナオくんの胎内記憶のお話は、生まれるときに肩がひっかかったと教えてくれたところから始まったんでしたよね？

喜和子　そうなんです。「あ、この子は覚えている子なんだ」とわかって、内心はワクワクしていたんですが、以前読んだ本に「これって無意識に親を喜ばせたくて、子どもがしゃべってるんじゃないのかな？」みたいな違和感を感じたことがあったので、あえて私は冷静を装っていました（笑）。「ふうん、そうなんだ。楽しいね」っという感じです。
でもそのうち、ナオが自分から、しゃべるようになったんですよね。「うん、ママのおなかの中はさ、別に冷たくもないし、めちゃくちゃ暑いわけでもないんだよね」とか…。

池川　羊水の味の話はした？

喜和子　カニ、カニって言ってましたね（笑）。

司会　喜和子さんは、妊娠期によくカニを召し上がってたのですか？

喜和子　そうなんです（笑）。だからナオから、「ママのおなかはいつもカニの味がする」って言われちゃったんですね。

池川　ナオくんは、どんなときに話してくれるの？

喜和子　しゃべるのはお風呂の中や夜寝る前のときもありますが、普通に遊んでいるときもあります。他にも、「ママ、話があるんだ」って急に口調まで変わって話し出したりすることが多いですね。ある時部屋で遊んでいると、急に「ムー、ムー」って言い出したんですよ。最初は何のことかわからなかったんですけど、そのうち「大きな島があって、光の人より人間が偉くなろうとしたから怒られちゃって、みんな沈んじゃったんだよ」って。

それが「ムー」の話なのかな？　まさかね。と動揺を隠しつつ「そうなんだ、それってムーっていうの？」と聞いたら、ナオは「そうだよ！　大きいんだ」と。そして私が「そっかぁ、沈んじゃったんだね」と言うと、「うん、他にも沈んだよ」って。「でもさあ、そのときも同じことを繰り返したんだよね、人間は。ダメだよねぇ」って…とても幼い子どもの発言とは思えませんでした。

池川　人間が今のまま好き勝手してたら、もう一回沈んじゃうかな？　とくに日本は島国だからね。

司会　沈めちゃいけないから、私たちがここに生まれてきたのかもしれませんね。

池川　きっとそうだね。われわれ日本人には、きっと大事な〝お役目〟があるのでしょう。ところで、ナオくんはムー大陸が沈むのを見たのかな？

喜和子　よくよく聞いてみると、どうもその時代に彼は生きていなかったみたいなんです。どちらかというと、私自身が島が沈む瞬間の記憶を持っているんです。その記憶をナオが共有してるのかもしれません。

池川　まぁ正確に言えば、実際は全員が沈んでしまったわけじゃないしね。生き残った人もいたらしいし…。

喜和子　ナオは、その場で死んじゃった人もいるけど、心を入れ替えて生き残った人もいて、お空に行って反省した人たちもいるんだと話してくれました。

池川　なるほどね。同じところに、同じように戻ってきたわけですね。

喜和子　もっと言うと、それが嫌な人は、違う星に行っちゃったみたいです。

池川　そうかぁ。ところで、喜和子さんも過去生の記憶をお持ちだけど、他にどんな記憶を持ってるの？

喜和子　鮮明なのは、沈んだというその島で、軍隊を指揮していた人物だったという記憶です。その頃の私は男性だったわけですが、いったん戦争が落ち着いて、兵士に休憩を取らせているんですね。次の戦にそなえるために。城には石造りの回廊がつづき、ところどころ血の匂いが立ち込めていて、あちこちで兵士が倒れたままでした。城下の街は、争いの後で煙がところどころあがっている様子でした。すると、敵がまた押し寄せてきたという情報が入ったのです。すると左手奥の海がバーッと立ち始めたんですよ、上に。

そして城下の家々に煙が立って…火災もおこりました。津波みたいなもので地面も割れていくんです。そして町が崩れていくんですね。城にいる兵士は負傷していたので、もう一つの軍隊、赤の軍隊が少し遠くにいたので、それらを「呼べ！」って私が指示したときに、自分の側近に裏切られて、青い目の若い子なんですけど、その子におなか刺されちゃうっていう記憶があって…。

池川　よく鉄砲で撃たれたら風が吹き抜けるとかって聞きますけど、刺された場合は、そんな感じはないんですか？　痛いでしょ？

喜和子　痛くはなかったですよ。ただ、ドスン！　という衝撃は、ありました。その青い目をした裏切り者は、私の側近中の側近だったんですよ。一番信頼していた者でしたが、なにか呪術で操られてるような感じで、目の焦点がまったく合っていませんでした。

池川　きっと誰かに操られたのでしょうね。操られて、おかしくなって…それはムーとかレムリアとは違う時代のことなのかな？

喜和子　わかりません。でも、そんなに時代の差はないと思います。そのときの記憶の話をしたときに、ナオは「僕、見てたじゃん！」って。

池川　それは、刺された現場を見てたってこと？

喜和子　さあ。その場所には二人しかおらずナオはいなかったはずなので、上から見ていたのか…その辺はよくわかりません。刺された私は、兵士に手当され、ナオが胸に刺さった針を抜いたよ。それで助かったんだよ。青い目の子は、捕まったよ。でも生きてるって教えてくれました。それが現実に抜いたのか、魂レベルで助けたのか、そのあたりは定かではありません。でも、あとあとの話から考えると「ママとナオは最初は一つだった」って、「光の人も一つだった」と言っているので、そのときの私の中にナオがいた、ということも考えられるんですよね。魂として一緒に…。

池川　魂が分かれることってありますよ、普通に。よく「ツインソウル」と言いますね。

喜和子　それに、死ぬことは特別なことではありませんし。

池川　死んだことあるの？　あれ？　この質問へんだよね。

喜和子　あります(笑)。時代は違いますが、私が貴族で、妻が泣きじゃくっています。でも、それは妻の勘違いで、私が浮気というかよそに女がいると信じて嫉妬に狂っているんです。彼女の手から銃を払い落とし、床にゴツンと転がった銃を一瞬、拾うか迷うのですが、そのまま私は、自分のライフルを肩にななめにかけて、コツコツと廊下をあるき、その場を去ろうとしました。もう二度とこの部屋には戻らない、という決意で。

するとー「どん」って、胸の真ん中を、スースーと空気が通るんです。あれ？　なんでスースー？　ふりむくとさんざん泣いていた妻が、私を撃ったのです。一瞬頭に、なんだ泣きやんでるよ。撃てば泣きやむのか…。やっぱりあの銃を拾っておけばよかったなぁ。などとよぎるのですが、とにかくこの部屋にいてはいけない。「あの人のもとへいかねば…」って、部屋を出るのですが、痛くないのです。

一瞬、こんなに気持ちいいなら死ぬのも悪くはないな、とも思いました。でも、痛みの神経が動き出す前に外に出なくては！　生きなければ！　と必死でした。ちなみに、妻がやきもち焼いていた浮気相手と誤解しているのは、当時の私の母親だったのですけどね。

池川　あまり、死ぬのが気持ちいいなんていうと、誤解する人も出てきちゃうかもしれないね。だけど、魂というものの存在を理解する上では、とても興味深い話ですね。

魂と肉体

司会　ところで、ナオくんは「金色のおじさんに、ママをプレゼントしてもらった」って言ってたんですよね？

喜和子　「ママをプレゼントしてもらった」とも、「ナオをママにプレゼントしてってお願いした」とも言いますね。「二人はもともとひとつだった」と言うこともあるので、彼とはもっともっと古い時代から、ある時は魂が一緒になったり、離れたりというのを繰り返してきたんじゃないかって感じるんですよ。

これは一番最近っていうか、4日ぐらい前のことなんですけど、「最初は真っ暗な中にいた」って言い出しました。その後はちょっととぎれとぎれに、「最初は真っ暗で、ずっと、ずっと、ずっと真っ暗が続いて…で、さみしいなって思った。さみしいなと思ったら、さみしいっていう心に気がついたんだ」って。

「それってすごいことなんだよ、ママ！　さみしいって気がつけたんだから」「すごいでしょう。さみしいって〝意識〟なんだよ。〝い・し・き〟」って…そうしたら、ビューンと飛べたんだそうです、光の方へ。無から有が誕生した瞬間のようです。まるで宇宙の誕生みたいですよね。

池川　なんとなくわかりますね。昔、宇宙人だったたって人に会ったことがあるけど、「せつない」っていう気持ちは人間にしか分からないって言っていましたからね。「せつない」っていう気持ちが分かりたくて、今回は地球に来たんだそうです。

どうも私たちが普通に持っている感情って、魂には分からないらしいんですよ。さみしいとか、悲しいとか、辛いとかね。

喜和子　それは、必要ないからでしょうか？

池川　魂には「肉体」がないからですよ。肉体を持つことで、初めて感情を味わうことができる…だからみんな、肉体を持ちたがってるんじゃないのかな？　魂の世界では「人間」は大人気なんです（笑）。

喜和子　じつは昨日、「ナオは宇宙から来たんだ、ナオは宇宙人だよ」って言ったんですよ。

池川　やっぱり。宇宙人なんだ！　だからこういうことが分かるんですよ。肉体がないと感情は知覚できないことを、彼は知ってるんですね。

地球にいた記憶しかない人は、それが普通ですから、「せつない」「さみしい」とか…よくあることでしょう？　これではあまりありがたみを感じられないですね（笑）。

もちろん誰でも苦しいことは嫌だし、辛いことも嫌だって思うけれど、魂だった時代に「苦しいってなに？」「辛いってなに？」って疑問を持ってた人は、辛く苦しい経験をしに来ていたりして、むしろそれを味わえることがすごいうれしいらしいんですよ。「やった！

これが苦しいっていうことなんだ」「ああ！　これが辛いっていうことね」という風に（笑）。だけどいつのまにか、今回はそれを体感するために来てるんだってことを忘れてしまって、「なんで私だけこんなに辛い思いを？」とか言うわけだけど、もともとそれを経験したくて、自分からそこを選んでやって来るみたいですよ。

喜和子　それでは、どんなに辛くても魂は大満足なんですね（笑）。

池川　でも、確実に肉体は嫌がっていますね（笑）。肉体は「こんな辛いの嫌だよ」って。肉体には五感があるでしょう？　食べるという行為も、五感を刺激することのひとつですよね。つまり、衣食住全部含めて、様々な感覚をビビッドに感じるための「増幅器」が肉体なんです。

地球上にいる魂は肉体という「器」に入ってるからこそ、様々な感情や感覚を感じられるわけで、いったん肉体を出てしまうと、おいしいはおいしいけど、単にそれだけ…って感じみたいですよ。「気絶するほどおいしい」とかいう感動はないらしいんですよ。

まぁこれ、全く反対のことを言う人もいるんですけどね。魂の時の方が景色がきれいに見えるとかね。でも私は、肉体を持つと五感が鋭く冴えわたるんじゃないかと予測してます。だから病みつきになるんですよ。一度肉体を持っちゃうと、またもう一度ここに来たいみたいな…。

喜和子　ああ、なるほど。とっても面白いお話ですね。

司会　少しだけ、「せつない」の話に戻ってもいいですか？　私が不勉強で知らないだけかもしれませんが、確か英語には「せつない」に当たる言葉がないと聞いたことがあるのですが…。

池川　確かにそうだよね。以前にアメリカ人に「せつない」気持ちをどうやって伝えていいか分からなくて、一生懸命辞書引いた覚えがありましたよ。でも、見つからないんだよね。和英にも、英和にもなくてね。結局、せつない気持ちを分かってもらえなかったことがあったね。

司会　アメリカ人にはそういう感情はないからでしょうか？

池川　後でアメリカ人の友達に聞いたら「そういう言葉はないよ」って。悲しいとか嫌だとか、それこそむかつくとか怒るとかはあっても、「せつなく」はならないみたいだね（笑）。

たとえば、痛いというのは日本語だと「痛い」で済むけど、アメリカだと〝headache〟とか、痛みによって言葉を変えるよね。身体の痛みを表現する言葉はそんなに細かくあるのに「せつない」っていう言葉がないんだなって知ったのは、結構衝撃でしたね。

喜和子　日本語独特の言葉って、ほかにもたくさんあるような気がしませんか？

池川　だから、わざわざ日本を選んでやって来る魂は、すばらしく細やかな感性を選んでるってことなんじゃないかな。そう考えるとなおさら、「さみしいと気づけることがすごい！」と知ってるナオくんがすごいよね。

喜和子　ありがとうございます。様々な感情や感覚を味わうためには、肉体は最高のツールなんですね。なんだか、自分の身体が愛おしくなってきました。

ナオの過去生記憶

司会　話は変わりますが、ナオくんは広島での記憶がけっこう鮮明なようですね。ナオくんの過去生記憶について、少しお伺いしてもいいですか？

喜和子　はい。結構鮮明に覚えているようです。その時代はナオがお母さんで、私が四人姉妹の一番末っ子だったと教えてくれました。停留所の名前が「ひろしまこうこうまえ」とか、はっきりと言うんです。

池川　そうすると、本当にあったものですよね？

喜和子　たぶんそうだと思います。今の広島高等学校（旧制？）のことかもしれません。これについては、ちゃんと調べてはいません。事実の追究を、あまりしたくない気持ちもあります。

池川　学校名が変わったってことですか？

喜和子　時代によって学校の名前って変わりますよね。でも、広島高校っていうのは当時実際にあったようです。電車のことは「コウコウ列車、コウコウ列車」ってナオは呼んでます。

池川　「高校列車」ってことなのかな？

喜和子　「そうこう」とも「しょうこう」とも聞こえるのですが、「コウコウ」と言う事の方が多いですね。その高校列車が、まっすぐ行くと海にドボンしちゃうんだよって言うんです。地図で調べると、その路面電車がまっすぐ行くと、○○公園っていう島があって、その先はもう海でした。地形的にはナオのお話は合っているわけでして…。
たしかそのあと「出てきた電車の色は?」と聞くと、「赤い電車」だって言いました。広島の知人に「昔そういう赤い電車の路面電車ってあったのかしら?」って聞くと、「今も現役で走っている電車もあるけど、赤いさび色、赤茶色かな」という答えが返ってきました。

池川　ああ、ありますね。確かに今も、そういう電車は残ってますよ。

喜和子　あと「ブックストアし○○や(?)」が好きだったみたいで、よく「ブックストアし○○や。し○○やに買い物に行くんだよ」とか言ってます。

池川　ブックストアって、ちょっと今風だね。本当にそんな店あるんですか?

喜和子　それがまたあるんですよ!

喜和子　ちょっと笑っちゃいました。それが当時のし〇〇や か分かりませんが、場所が移転していることもありますし。でもネットで調べたら「ブックストアし〇〇や」って、ちゃんと出てきたんです。

それに、広島の地名も結構言ったり…ただ、子どもの言う発音と、私が聞き取る発音が、どうも違うようなんです。

池川　なるほどね。それはあるかもしれないね。

喜和子　2歳半の頃は、日本語ではない、かといって英語でもない言語を流暢にしゃべることもあったり、広島の地名などは、私が何度も言い直しても、「違う。ママは下手！」と怒られて（笑）。なんかこう、どこか地域の名前を一生懸命指して、当時は伝えようとしてくれました。でも本人に、「もう一度広島行きたい？」って聞くと、「もういい」って（笑）。

池川　もういいって言うんだ。もう十分って感じなのかな？

喜和子　そうですね。あまりいい思い出はないって、言ってました。あと驚いたのは、広島原爆当時の写真集を、私がたまたま古本屋さんで見つけて…その写真集、ナオそっくりな子が表紙になっていたんですよ。

池川・司会　ええ〜!!!

喜和子　「うわ、ナオだ」と思い、思わず買ってきてしまいました。そして、帰ってからナオにそれを見せたら…「ナオだ！」って、本人がそう言うんですよ。

池川　似たような話は、浜松でありましたね。艦砲射撃を受けた地域って、日本で4ヶ所ほどあるのですが、そのうちの一つが浜松なんです。そこにいるおじいちゃんのお孫さんがダウン症なんです。

ダウン症のお子さんといっても、もう20歳前後の方です。その方がいつも「戦争は絶対ダメ」と言っていて、周囲の人に馬鹿にされていたのですが、その理由が戦争の時に死んだ記憶がある、という事だったのです。

そして、お話を聞きに浜松に行ったところ、家族の方が初めてこの子の言っていたことは本当だったのだ、と気がついてくれました。ある雑誌に戦争時の2名の尋常小学校の生徒さんが写っていました。その1人が艦砲射撃で死んでダウン症の子として生まれ変わった人で、その隣の笑顔の生徒さんがダウン症のお子さんのおじいさんだった、ということです。

2人はとても仲良しで、艦砲射撃の時に片方の生徒さんが亡くなったのです。そして、その写真を見たり話題で触れると生き残って今はダウン症のおじいさんになった方はとても機嫌が悪くなるのだそうです。

以前に「月光の夏」という映画がありました。私はこの映画を直接みてはおりませんが、戦時中、学校にグラウンドピアノがあって戦争に行く前の兵隊さんが月光を弾いたという有名な内容ですが、その映画を見たときにダウン症の方がものすごく反応して、「戦争をしてはいけないと言うことを自分は伝えにこの世にやってきた」、と言っていたそうです。

そして、おじいさんは家の手伝いや子育てなど一切やったことがないのに、ダウン症の子だけは大切に育てたというのです。

おじいさんは、当時の話は一切言わないけれど、艦砲射撃のときに、もしかしたら自分をかばって亡くなってしまった友人が、孫に生まれ変わっているのではないか…と。だから写真を見て、ダウン症の方は「これだ」って指すんですね。「これ、自分」って。指さした「これ」は、おじいちゃんの友人…。このお話と似ていますね。やはり自分だっていう認識できる記憶は残っているんですね。

司会　でもその頃のナオくんは、喜和子さんのお母さんだったわけですよね？

池川　そうだよね。じゃあその写真集の子じゃないんだね。

喜和子　その写真の子はナオにはとってもよく似ているんですけど、たぶんちょっと違うんだと思います。

池川　じゃあ、喜和子さんなのかな？

喜和子　もしかしたら私なのかもしれませんが…事実はまったくわからないですね。

池川　なるほど、事実とは合わないんだね。でも合わないけど面白いよね。

喜和子　その写真集の中に、焼け野原が写ってる写真があって、ナオは焼け野原の地面を指して「ここだよ」「ここにいたよ」って話してくれました。ここの下に倉庫というか、避難する場所（地下）があって、そこに隠れていた時もあったらしいんですよ。

池川　防空壕みたいなやつですかね？

喜和子　そうですね。町の中の防空壕ですね。そしてそこにいて助かった人もいたよと、そう言っていました。そしてその写真集の次のページをめくると、町の中にある防空壕の写真と説明があったんです…。

池川　あったんだ！

喜和子　私も「うわあ〜」と思って（笑）。「なにそれ〜」って感じですよね。

池川　やっぱり確実に広島にいたんだね。でなくちゃ、町中に防空壕があるなんて知らないはずだよね。

喜和子　その写真集には、町の防空壕で助かった人もいるということが書いてありました。「ああ〜！　同じだ。事実なんだ」と知ってなんだ不思議な気持ちでした。

司会　すごいお話ですが、ナオくんの過去生の記憶は、他にもあるんですか？

喜和子　はい。前生では、私と一緒にバスで事故にあったことがありました。他にも、子どもが、横断歩道に飛び出そうになったときに「危ないよ！」って注意しますが、そんな時はきまって「大丈夫！　ナオは〝今度は〟大丈夫‼　体を大事にするよ！　せっかくの身体だからね！　失敗しないんだ！」って言いますね。

池川　（笑）。なるほど。「せっかくの身体だから」大切にするわけだ。二度と失敗はしないよってことだよね。

喜和子　そうですね。「今度は失敗しない！」って、こう、仁王立ちになって、ガッツポーズで（笑）言っているんですよね。だから彼の中で、今生のテーマのひとつは「事故死しない」っていうことなのかなって思います。

池川　そうなんだろうね。それを自分ではっきりわかってるって、結構すごいことだよ。それにしても、仁王立ちになってってっていうのは面白いよね（笑）。

人生のゴールは決まっている⁉

司会　ここからは少し話の角度を変えてみたいと思うのですが、両親や生まれる場所、そして生まれる時間まで、自分で「選んで」いるのだとしたら、生まれる前からすでに人生は決まっているのでしょうか？

池川　私が「胎内記憶」の聞き取り調査を始めて最初に驚いたのは、ほとんどの子が「世の中の役に立ちたいと思って生まれてきたんだ」と言ったことです。なかでも両親、とりわけ「お母さんを幸せにしたい」という理由で生まれてくる子が圧倒的に多いんですよね。

喜和子　それはうれしいですね。

池川　もちろん、「〇〇をしたいから、このお母さんから生まれる」と決めてこの世にやって来る子もいますが、多くの場合はスタートは決まっていても、ゴールはすごくたくさんあるんですよ。つまり人生のエンディングパターンはたくさんあって、どのゴールも正解！って感じかな。

喜和子　魂は結構欲張りなんですね（笑）。

もしかしたら、設定したゴールの数だけ生まれ変わったりして。

池川　そうかもしれないね。で「今度はこっち行こう」とか、「あっいけね、二度同じのやっちゃった。失敗だったかな」とか（笑）。

それでもまたやり直せばいいし、ゴールは無数にあるんだから、それを一つずつ一回の人生でやっているわけじゃないですか。根っからの盗っ人の時もあれば、わざと悪役を演じる時もあるし、天使みたいなことをやっている時もあって、それをずっと「トータルしてなんぼのもの」じゃないですか。

だからこう欠けてるところ、つまりやっていない人生を体験したがるのですね。「あ、そういえば障がいを持ってる人ってやっていなかったな」と障がいのある人生を選んだかと思えば、障がいを持っている人をいじめるという人生をやってみることもある…それで

「あ、いじめるってだめなんだ」と、学ぶ人生がちゃんとあるわけですよ。そうやって何度も何度も生まれ変わって、自分の抜けた穴を埋めていくっていう作業をしているじゃないかなと思うんですけどね。

だからちょっとくらいうまく行かないことがあっても、一度の人生で全部完結しようって堅苦しく考えなくてもいいのかなと思うんです。何度も何度もやり直して、またやり直して、やっていけばいいんだと思いますよ。

喜和子　本当ですね。私もしっかりと、何度もやり直していますから（笑）。

池川　確かに人生を「選ぶ」場合、その瞬間瞬間の選択で、その先の人生は変わっていくんでしょうね。でもそれも含めて、ちゃんと運命が決まってる、ということじゃないかなと思うんですよ。

司会　よく分かりました。なんだかそう考えると、もっと気楽に生きられそうな気がします。

池川　そういえば、ナオ君は、おばあちゃんからも生まれたかったって、お話したそうだね。

喜和子　そうなんです。「ナオ…おばあちゃんからも生まれたかったんだ」って話始めたときは、驚きました。昔、母から一番最初の子どもは、死産だったことを教えてもらったのをふっと思い出しました。

もしかしたら、ナオはその時の死産だった赤ちゃんなのかしら？　と頭をよぎりました。

そして母が、私を妊娠した時は、すでに兄と姉がおり、父の事業も芳しくなかった時期でもあったので、出産を諦めろ、と父は言ったそうですが、母が頑として「この子だけは、何としてでも産ませてください」と頼んで産んでくれました。逆子で、とにかく苦しくて辛かったそうです。

今思うと、なんとしても私を生まないと、死産した赤ちゃんとの約束が果たせなかったということかなと想像してみたりしました。

池川　どうして、ナオ君は生まれるのを止めてしまったのかな？

喜和子　生まれるのが、すっごく怖かった。嫌だった。出たら大変なんだ。だから、おばあちゃんに相談したら、ママがいいよ（私のほうがいいよ）、だからママから生まれたんだよ。って教えてくれました。

池川　おもしろいね。生まれる前から、親子での約束。みどりさんのお孫さんのカズヤくんも、2人から生まれたかったって話してたよね。こういうことは、よくある話なんだよね。生まれる前からの、約束。

喜和子　そうなんでしょうね。私は母との確執がずっとありました。愛されている、という実感を味わったことがなく、愛を渇望していました。一度でいいから本音で「かわいい」って言ってもらいたかったのですね。思春期の頃は「生まれる前から苦労したけど、あんたは生まれてからも苦労する！」って言われて、結構傷ついたことがありました。だけど私が母から生まれたかった理由、母じゃなきゃいけなかったこと。ナオを育てるのに、この私という個性が成り立つには母が必要だったのです。それで瞬時にいろいろなわだかまりが解けて、母を受け入れることができたんです。私の人生、一歩進むことができた感じがします。

ナオからのプレゼント

司会　喜和子さん、ナオくんのお話をもう少し聞かせていただけませんか？

喜和子　はい。ナオが私の中に入る前には、何度も何度も何度も光の…金色のおじさんにお願いをしたそうなんです。そして、金色のおじさんに、「いいよ」って言ってもらうまで、自分がこれから生まれてから出会う人、やることを全部記憶して…おまけにお母さんの出会う人、やること、これも全部記憶して、一個でも忘れていると「いいよ」って言ってもらえないから、何度も勉強するみたいなんです。名前もフルネームで全部覚えてくるって言っていました。

池川　へぇ～！　シミュレーションしてから生まれて来るんだ。

喜和子　はい。だから「お勉強できない子は生まれて来れないんだよ」って言ってました。その金色のおじさんから「いいよ」って言われると、金色のおじさんが運転した飛行機にまず乗って、ブーンと私の近くまで来たみたいです。

私は途中まで迎えに行って、お互いそこで出逢って手を取り合って大喜びして、私が持っているプレゼントと、ナオが持っているプレゼントを半分ずつ交換したって言うんです。

池川　ふう～ん、親子になる前にプレゼント交換したんだね。

喜和子　はい。そして交換してから、今度はちっちゃなヘリコプターに乗り換えて…それは運転手がいないけれど、ちゃんと行く場所が決まっていて…でもナオは「飛行機の方が早かったんだけどな」と言っていましたけど（笑）。

池川　なるほど。ママのおなかへは、自動操縦のヘリで来たわけだ。

喜和子　そうなんです。そのヘリコプターに乗り換えたら、ママのおなかの赤ちゃんになっちゃったって言ったんですよね。

司会　池川先生とみどりさんもご出演されている映画『かみさまとのやくそく　～胎内記憶を語る子どもたち～』（荻久保則男監督）にも「おみやげ」や「プレゼント」って言葉が出てきますけど、ナオくんと喜和子さんが交換したものも、同じように解釈していいんでしょうか？

池川　そうだね。ギフトも贈り物もプレゼントもお土産も、表現が違うだけ全部一緒だと思いますよ。それは前生でご恩を受けた人への恩返しであったり、後悔したことの懺悔の印であったり、あるいは生まれてきた目的そのものであったり…全てそうしたものを表した言葉なんですよ。

司会　でも、ナオくんと喜和子さんの場合は、半分ずつ交換したところが面白いですよね。

喜和子　はい。半分ずつ交換したあとも、ナオ自身が生まれたあとも「もっとママはプレゼントをこれから受け取るから」って言うんです。

ということは「次のプレゼントなんだろう？」なんて、いやしく考えてしまいますが（笑）、でもナオと一緒にいて笑えることが最高のプレゼントだと思っています。

池川　そうだね。いろんな経験をできるというのが、たぶんプレゼントでしょう。経験を積めることが、人生で一番いいことなんじゃないですか。せっかく肉体を持って生まれてきたんだから、できるだけいろんなところに行ってみるとか、いろんな感情を味わってみるとか、いろんな人に会ってみるとか…。経験そのものに良い、悪いは一切ないわけで、経験「する」か「しないか」だけの話なんですね。

司会　もしかしたら、ナオくんとジェットコースターに乗る経験とか、お化け屋敷に行く経験とか…そういうことができるっていうことが「プレゼント」かもしれませんね。

喜和子　なんだかワクワクします（笑）。実は、ナオが持ってきたのは、私に対してだけのプレゼントかなと思ったらそうでもないらしく…ナオは同じ保育園の子たちの「プレゼント」をしてるって言うんですよ。

池川　保育園のお友達に「プレゼント」ですか？

喜和子　ナオには、保育園での大事な仕事があって、それはみんなにプレゼントをあげることだって言うんですが、それはどうも全員にじゃないらしいんですよ。

司会　具体的にはどういうことでしょうか？

喜和子　プレゼントをあげるのは、保育園のお友達数人が決まっていて、その子たちのお

家には、みんな赤ちゃんが生まれてるんです！　妹とか弟ができてるんですよ‼

池川　ほお〜…へぇ〜…そのお友達に、妹や弟ができたってこと？

喜和子　あるときは「マミちゃんにもプレゼント2つあげたんだ」って言ってたと思ったら、翌年から年子が2人生まれて…「なに、それ〜‼」と思いましたよ。「ナオ、あなた何のプレゼントあげてるの⁉」って（笑）。

池川・司会　へぇ〜‼

喜和子　ある時思い切って「ナオは赤ちゃんのプレゼントをあげてるの？」って聞いたら、「そうだよ」って。そんなことができるのですね。

池川　できる子とできない子といるのかもしれないですね。もしかしたらナオくんは「ここだよ〜」ってこう旗みたいなものを振ってあげてるとか…。ナオくんがガイドさんみたいなことをやっているのかなとも考えられますね。

喜和子　そうですね。なので、「偉いね」って抱っこしてあげたんですよ（笑）。でも、最近は「お仕事完了」。保育園の僕の分のお仕事は終わったよ。次は小学校だって言っていました。

池川　なるほどね。保育園でのお役目を終えたんだね。小学校でのお役目はなんですかね？

喜和子　次はどんな仕事するのか、ちょっと楽しみなんですけど。面白いですよね〜そういう子どもがいると（笑）。そうえば、最近「引っ越したい」なんて言うんです。

池川　次の「勤務地」はどこなんだろうね？　いろんなことがあるから、子育てって、楽しいよね。

神様はいない⁉

司会　こんな話を聞いてると、ナオくんは神様に選ばれてた特別な子って感じがしちゃいますが…。

喜和子　いいえ、特別ではありません。それにナオは「神はないよ」ってキッパリと言いますね。「神様っているの？」って聞くと、「神なんていないよ」って。「じゃあ光のおじさんって誰？　ナオが〝ママにプレゼントして〟ってお願いした人は誰なの？」と聞くと、金色のおじさんと光のおじさんは別々だけど、最終的には「みんなひとつ」だとナオは言うんですよね。そもそも、神って名前がないとも言ってました。

池川　なるほど。そういう存在が確かにいるってことだけわかってるわけですね。

喜和子　ナオが認識してるのは、お願いをして「いいよ」と言った金色のおじさんです。

とにかく全身金色だって言っていましたよね…まさに金色のおじさんだと（笑）。金色のおじさんも光の人も、大きな大陸にいた太古の人々も、もちろんママも…みんなみんな「ひとつだよ」って教えてくれました。

池川　いわゆる「oneness（ワンネス）」っていうやつだね。

喜和子　はい。最近は保育園などで読む本で、神様とか幽霊とかそういう単語は覚えてきてはいるんですけど、光の人を神様とは絶対に言わないですね。彼にとって、光の人はあくまで光の人みたいです。

池川　ナオくんが感じているのは「おおもと」の存在なんでしょうね。実際は、その下にいろんな神様がいらっしゃるってことじゃないでしょうか。

司会　映画の中では、佐藤兄弟が「大仏」って表現してましたね。

池川　そうだね。その絵がタイトルバックに使われてるわけだけど、みんなそれぞれ表現が違うんだ。女神さまだったりとか、キリストみたいな絵を描く子もいるし…。
その「おおもと」の存在は女性だって答える子もいれば、男性だって言う子もいて、性別はないよっていう子もいるんですよ。だけどまぁ、その子から見ると「なんだか偉い存在」みたいな感じで、子どもたちのことを見守ってくれたりしているんだとか、そんなようなことを言いますよね。表現はみんなそれぞれ違うんだけど、言っていることは同じじゃないかな。

ナオの赤ちゃんとお姉ちゃん

喜和子　ぜひ池川先生にお聞きしたかったのですが、ナオがずっと妊娠していて（笑）。そして、去年出産して、その女の子がヒナちゃん赤ちゃんという名前なんですけれども…。

池川　ヒナちゃんですか？

喜和子　ナオは「ヒナちゃん赤ちゃん」って呼んでます。現在3歳の女の子だそうです。「去年生まれたにしては、飛び過ぎじゃない？」って感じで、ちょっと年齢が合わないんですけどね。保育園に向かって歩いている間に「ママもちゃんと手をつないであげて」って言うので、こう間に挟んでエア手つなぎやったりとか…ときには「ちょっと階段危ないから、ママ持って」って渡されるんですよ。だから「じゃあ、持っているね」って言って持ってると、たまに分裂したりするんです。

池川　分裂!?

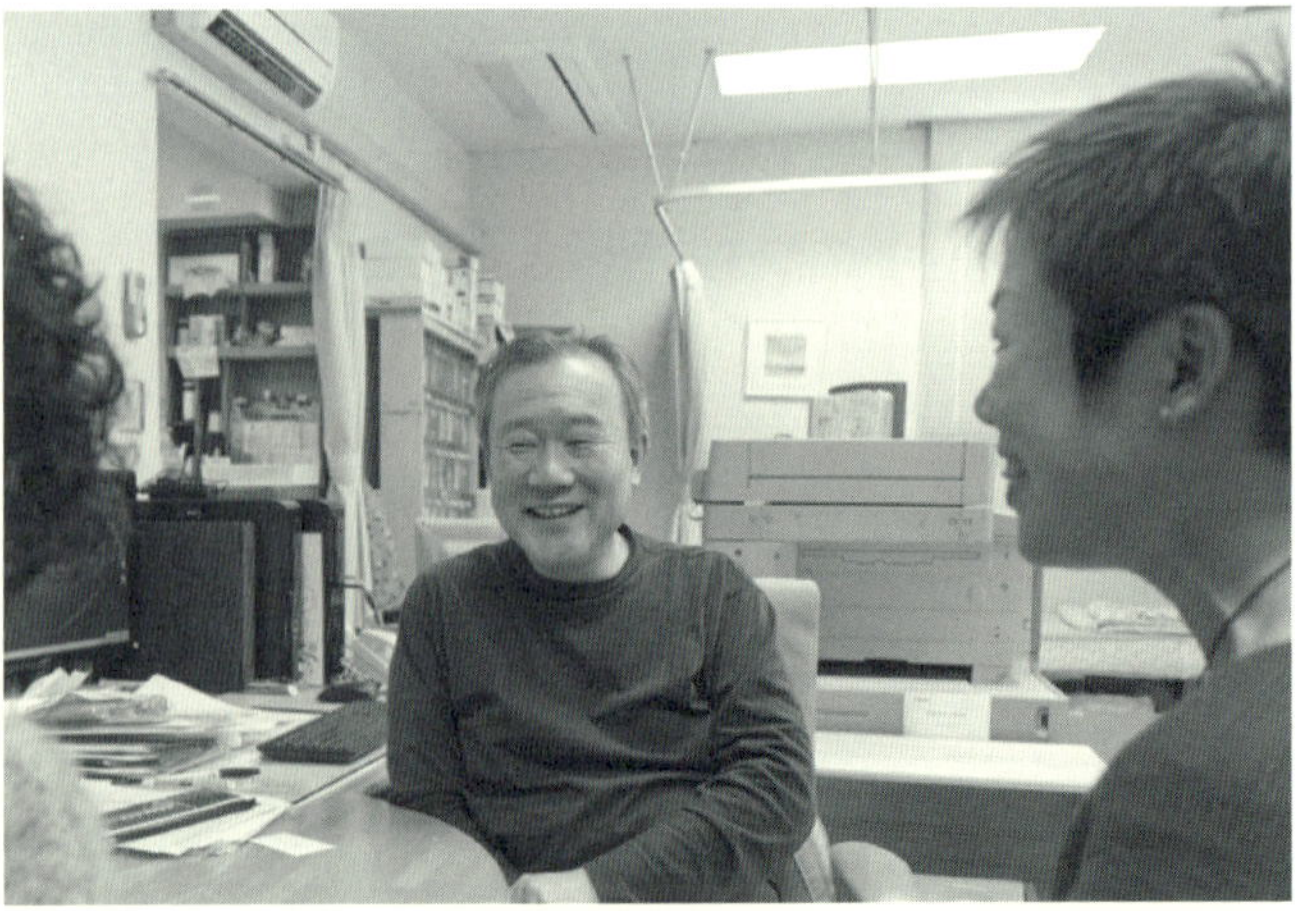

喜和子　「ママも持っているけど、ナオも持っているから。ナオのほうのポケットの方があったかいんだよ」とそういうことを言ったりとか（笑）。

喜和子　大きさは、20センチに満たないくらいなんですよ。実際ナオが、しばらくずっとおなかをこうやってさすっていて、「いい子」なんてやっていたんですよね。で、そのあと出産したもようで、「どうやって生んだの？」と聞くと、「こうやって！」と、ちゃんと分娩の格好をするんですよね。寝転がって、足を開いて出産時のスタイルを。

池川　へぇ～（笑）。

喜和子　そうなんですよ。そうやって生むんだって、何で知ってるのか（笑）。そのヒナちゃん赤ちゃんを子育てしつつ、あとナオのお姉ちゃんらしき子も同居を始めたんです。

池川　お姉ちゃんって？

喜和子　じつは、私自身が17のときに中絶している子がいるんですけど、2カ月目で中絶しているので、性別も当然分からないはずですが、中絶したときに「いや〜」って、耳元というか、頭の中に、確かに女の子の声が聞こえたんですよ。

池川　そういうふうに言う人いますよ。

喜和子　それがあってから、4〜5年間は、その実際生まれるであろう、実際出産していれば4月に生まれているはずなんですけど、4月の時期になると、赤ちゃんの泣き声がすごく聞こえました。

当時20歳で勤めていましたが、「この会社、誰が赤ちゃん連れてきているんだろう?」と、椅子から立ち上がって探すぐらい、リアルに聞こえてきて…でも誰もいない…「あ、そうか、私だ」って気がついたんです。そして、自宅にある仏壇に、特に水子供養とかはしていませんが、ジュースをあげたり、手を合わせて「忘れていないよ」っていうことを伝えて…それがやっぱり4〜5年続きましたかね。

池川　今はもう、大丈夫なのかな？

喜和子　はい。中絶したときに、その赤ちゃんの名前がすぐにパンと浮かんできたので、じつは「カナコ」って密かに名付けていたんです。もちろん、私だけの秘密で、母もこのことは知りません。ある日ナオが突然「カナコお姉ちゃん」って呼んだんですよ。もう、本当に驚きました。なんで知ってるの⁉　もう動揺が隠せなかったですね。現在は一緒にナオと遊んでくれているそうです。

池川　それは、ナオくんはこの世に来る前に見ていて、全部分かっているからではないかな。

喜和子　え？　来る前にですか？

池川　そう、生まれる前にね。ここには、前生とか過去生でかかわった人に「プレゼント」を渡しに来ているのだと思いますよ。

喜和子　なるほど〜。保育園でのお仕事っていうのは、過去生でかかわった人たち、縁があった人たちに今恩返しをしてるって考えると、「カナコお姉ちゃん」とも、私の代わりに仲良くしてくれてるのかしら？　それに、「カナコお姉ちゃんが、助けるって言ってるよ！」って。私が命を絶つことをしたのに、カナコは恨むのではなく、ナオと遊び、さらには私たちを守ってくれていることを教えてくれました。

池川　そうかもしれないね。中絶をしたからといって、子どもはお母さんのことは、恨んでなんかいないから。ただ幸せになってほしいんですよ。

喜和子　本当に、感謝ですね。そして、おもしろいのは、カナコお姉ちゃんはたまにお風呂場にも一緒に入ってきたりするので、「じゃあカナコちゃんは裸？　洋服を着ているの？」とナオに聞くと、「洋服着ている」っていうんです（笑）。「だったら、だめだねえ」とかって私が言って、「カナコちゃんにも服脱いでもらわなきゃね」と、そんな話をしながら一緒にお風呂に入ってます。

池川　なるほど、楽しい家庭だね（笑）。

いろんなものを育てる子

喜和子　はい、おかげさまで。もちろん、ヒナちゃん赤ちゃんも一緒にお風呂入ってまして、ヒナちゃんのことは「僕が服を脱がしてあげているから、大丈夫だよ」って、ナオが得意げに言ったりとかしてますね。先生の回りにはいらっしゃいますか？

池川　いや、私はあんまり聞かないけど、きっといるんでしょうね。

司会　そういえば、読んだ本の中に、おうちで龍を育ててる子の話がありましたよ。

池川　ん？　リュウ？？

司会　龍を育ててる子は結構いるみたいです。「おうちにリュウいるよ」とか、はっきり言う子もいる、と書いてありました。

池川　まぁ、いても不思議じゃないか。こういう話が本になって出ると、「うちの子もそうです」とか、「私もそうです」って感じで、どんどん出てくる可能性があるね。

喜和子　そうですね。こういうことってうっかり人に言えないですから、「うちの子は変なんだろうか」とか「他の子となんか違う」とか心配されてるお母さんも多いんじゃないかと思うんですよね。

池川　そうだね。今までの私の本にもあんまり載せてないパターンだから、こういった話が本に書いてあると、「あ！　うちもそうです」っていう話がどんどん出てくるかもしれない。

喜和子　急にみんな「思い出しました」って（笑）。

池川　そういうのってあるじゃないですか。やっぱり、他の人が言っていると安心して言える…みたいな。自分だけじゃちょっと心配だけど。誰でも「おかしな人」って言われたくないもんね。

司会　全国のお母さん、ぜひ勇気を出して、池川先生までご報告くださいね！

喜和子　私の話をきっかけに、もっともっといろんなお話が集まるとうれしいです。今のところは、食費もかからないから、ま、いっか（笑）と思っています。

池川　そうか、食費ね（笑）。

喜和子　はい。母子家庭では切実な問題ですから（笑）。でもたまにケーキを買ってくると、「カナコお姉ちゃんの分は？」って言われるときがあります。ひなちゃん赤ちゃんは、食べないそうです。

池川　へぇ〜、本当？　陰膳《かげぜん》っていうか、やっぱりそういうの必要なんだね、きっと。

喜和子　そうなんです。それから反省して、ケーキは必ず三つ買うようにしてますよ。

次に行く星は自由に選べる⁉

司会　喜和子さん、よかったですね！　前より家族が増えてさみしくないですね。

喜和子　ありがとうございます。ナオにヒナちゃん赤ちゃんにカナコお姉ちゃん、それからネコのアランもいるんですよ。あ、これは〝エア〟じゃなくて実在のネコです（笑）。そういえば、先日ナオと地球以外の星の話をしてたんですが、「死んだら次に行く星を選べるんだよ」ってナオが言ったとき、たまたまネコのアランが通ったので「じゃあアランも星、選べるの？」と聞くと、「ううん。動物はだめなの。地球だけなんだよ」と言ったんです。

池川　動物は地球限定なんだね。

喜和子　ええ。仏教じゃないですけど、やっぱり人間と動物の霊位の違いなのかなとか思ったんですけど…。

池川　どうだろう、動物のことよくわからないんで、獣医さんに聞いてください（笑）。ところで、ナオくんが他の星のことを知ってるってことは、もちろん行ったことがあるんでしょうね？

喜和子　広い宇宙には、地球よりもっともっときれいな星があって、お巡りさんがいっぱい住んでいる星もあるって言ってます。後から詳しく聞いたら、そのお巡りさんの星というのは、光の人たちが集まっている星のことだって言っていました。悪い人がいなくて、でも泥棒がたまにいるから、それをお巡りさんがつかまえたりしている星なんだそうです。

池川　あきらかに地球よりレベルの高そうな星ですね（笑）。でも、ナオくんはそこへは行かずに地球に来てくれたわけでしょ？

喜和子　「この地球という星は、ナオはママがいるから選んだんだ」って言ってくれました。そして、「死んだら星を選べるんだよ」って…「ママは選べるよ」って教えてくれたんですね。

司会　残念ながら、ネコのアランは選べないわけですね（笑）。

この世に生まれるための条件

喜和子　この時とばかり、いろいろお聞きしちゃってすみませんが、確か池川先生のご著書の中には、お父さんとお母さんが両方「いいよ！」と言ってくれたら、この世に生まれて来られるということが書いてあったと思うんですが。

池川　「許可」の話だね。

喜和子　はい。ナオの場合は、父親に求めたら激しく抵抗され、「やめろ！」と体当たりされて、バーンとかドーンってやられたと話してくれました。でも私の方は「いいよ！」って言ったので、ナオは生まれて来れたそうです。母親の承認だけでも生まれることってあるのでしょうか？　先生のご意見をお聞きしたいなと思っておりました。

池川　あると思いますよ。いろんなパターンがあって当然だから。私があえて「お父さんとお母さん」と言っているのは、じつはお父さんがね、影が薄いんですよ（笑）。
それで、お父さんが悲しがるんです。みなさん「俺は？」って聞く。そこで私が「いやぁ、お父さん関係ないです」って言うと、まずいでしょ。
なかにはお父さんが良くてこの世に来る子もいますから。だからそれは一概には言えないけど…やっぱり一〇対一ぐらいでお母さんですね。

南山　お母さんの方が多いですよね。おそらくお母さんが最終的に「いいよ」って言わないと、受胎できないので、ある意味、お母さんだけでも「いいよ」って言ってくれた良いのだと思いますよ。

池川　ただ、お母さんが絶対いやだって顕在意識を持っていても、来ちゃう場合もあるからね。そこは分かんないよね。だから、いろんなバリエーションがあるんだと思うんですけどね。

喜和子　なるほど。いろんなバリエーションがあっていいわけですね。とりあえず、生まれてくるのが目的ってケースもあるわけですか？

池川　一般的には、乳児院や孤児院に入ってる子はかわいそうな子って見られるけど、中には自分から進んでそこに来てる子もいるわけで。こっちの世界に来れさえすれば、もう親の役目は終わりって感じの子もたまにいますよ。

喜和子　そんなこともあるんですね。私もナオの父親との離婚でずっと悩んでましたけど、「ナオにさみしい思いをさせちゃったのかな」とか「あんなお父さんでも、この子が選んできたのに、本当に別れちゃってよかったのかな？」って。

池川　いや、ナオくんはお母さんのところに来たくてやって来たのだから。そのためにお父さんを「借りた」って言ったんですよね？

喜和子　はい。お父さん、かわいかったから、借りてみたの、と。

池川　ナオくんは、今の状況を自分で選んだんだと思いますよ。

喜和子　そう言っていただくと、ものすごく安心します。きっと読者さんの中にも、同じように安心した方、いるんじゃないかなって思います。

池川　もっと言うと、顕在意識では絶対嫌だと思っていても、何らかの学びをするために、潜在意識が「いいよ」って言う場合もあるんだよ。

喜和子　そうですね。何かを彼から学ぶために、受け入れたのかもしれませんし…幸せになるために自分で決めた離婚ですから、こういうパターンもあるってことでいいんですよね？

池川　もちろん、いいですよ！

喜和子　私とナオの関係とか、私と母親の関係とかもそうですけど、いろんなバリエーション、演劇でいえばいろんな配役で、みんな入れ替わり立ち替わり、時代が変わったり、国が変わったり、監督（ソラから見ていたり）になってメガホンを取ったり、脚本家になっていたりとか、主役を張ってみたり、脇役になったりと…そういうのを繰り返してるのかなと感じることがよくあります。

池川　やっぱりこの世に来る目的は「いろんな経験」をすることなわけだから、そのために、入れ替わった方が分かりやすいんじゃないかな？　たとえば子どもを虐待していた親は、今度虐待される側に変わって生まれてくるとかね、ありますから。立場を入れ替えると、相手の気持ちが分かりますしね。だから結構、グループ転生していきますね。

喜和子　グループ転生とはなんですか？

池川　輪廻転生を繰り返しながら生まれ変わる時に「魂のグループ」みたいなものがあって、その中でそれぞれの立場で様々な経験を通して学びあっていくんです。学びを共有する魂の仲間ってことですね。

たとえば、ある人と会ったときに、理由もなく良い感じだったり、反対に嫌な感じを受けることってあるでしょ？　あるいは以前どこかで会ったような気がする人、絶対にこの人知ってるって思う人とか…そういう感じのする人は、たいてい魂のグループの仲間なんですよね。

みんなつながっている！

司会　喜和子さんとナオくんは、間違いなく「魂の仲間」ですね。親子だったり恋人同士だったり、時代や関係性は変わっても、ずっと一緒だったって感じがします。深くつながってる魂って、やっぱりあるんでしょうか？

喜和子　そういえば、妊娠中に、明らかに自分の夢じゃなくて赤ちゃんの夢、胎児が見ている夢を見たんですよ。で、それが夢という形で、なんて言えばいいんでしょうね。こう、いろんな色が混ざってて…。

池川　サイケデリックみたいなものかな？

喜和子　そうですね。どちらかと言えばもっと細かいドット柄のようなものが、ゆらゆらゆらってしながら、こうずっとゆらゆら、ゆらゆらとグルグル回っている夢でなんです。「なんじゃこりゃ？」っていうような、でもすごい鮮やかな夢。
　ほんと、宇宙がゆっくりゆっくり、こう回っているような感覚でもあるし、光多彩な、多色の電飾がゆらゆらゆらゆら回っているような感じがしている不思議な夢なんですよ。で、これって、明らかに自分の夢ではなくて、目が覚めたときに「あ、これ、赤ちゃんの夢を私、のぞき見しちゃった」っていう感覚だったんですね。

池川　ああ、なるほどね。お母さんの意識は、赤ちゃんと共有していますからね。

喜和子　そうなんですか⁉　私は気になっていろんな本を調べたりしたんですが、見つかるのは「あくまでも母と子は脳が別だから記憶を共有することがない」みたいな、つっけんどんな医学書ばかりで（笑）。

池川　どこの医者だろう（笑）。いや、やっぱり共有はしていると思いますけどね。まあ、言い切れるかどうか分かりませんが、そう思ってるぐらいは本に堂々と書いていいんじゃないですかね。親子は意識を共有しているから、そりゃ行ったり来たりしていますよ。

喜和子　私の感覚、変じゃなかったんですね！　ありがとうございます。

池川　アメリカでは潜水艦に赤ちゃんとお母さんを分けて乗せて、脳波を調べると一致していたというデータもあるくらいですよ。もっとグロテスクな事例だと、親ネズミと子ネズミをね、地球の北と南に分けて、ある時間決めて子ネズミを断頭しちゃうんですね、ざっくりと殺しちゃうわけ。すると地球の反対側にいた親ネズミは、気が狂ったようになるという報告もありますよ。

それくらい親子はつながっているんですよ。離れていてもそうなんだから、おなかの中にいれば、なおさらですよね。

喜和子 すごい話ですね。

池川 そういえば、漫画家の水木しげるさんが、南方で崖から落ちて死にそうになったときも、お母さんが分かったっていう話、テレビでやっていましたよ。

喜和子 よく「虫の知らせ」とか言いますけど、そういうのってありますよね。

池川 ありますよ。でもさっきのサイケデリックなこの模様は、なんかこう、何の意味かはよく分からないけどね。

喜和子 私にもそれがずっとわからなくて…なにかを示しているんであれば、完全にこれは子供の夢だっていえるんですけども。

妊娠中だから、身心ともに不安定な状況になっているから、そういう夢を見たんじゃやないのかとか言われてしまうのでは？　なんて思って、あまり人に言わないでいたんですけど。でも私の見た感覚、体感としての「あ、これは子どもの夢だ」っていう感覚は今でも忘れられません。

池川　その体感こそが大事なんじゃないですかね。やっぱりその感覚を大事にするっていうのが、一つのメッセージでしょうね。「意味は分からないけど大事にする」っていう。

喜和子　そうですよね。「意味は分からないけど、まあいいか」みたいな（笑）。

池川　たぶん「つながっているよ！」「分かっているよ！」というメッセージだったんじゃないかな。メッセージからも、夢って見るんですよ。夢が「つながり」を示してくれていたのかな。光るのは、やっぱり気の世界みたいな感じがしますよね。気の流れがこう、見えているような…。

司会　オーラみたいな色だったんですか？

喜和子　どちらかというと紫で、濃い、濃いローズっぽい色が多かったですよね。それがいっしょくたにこう、赤もありましたね。全部が一緒になってこう…。

池川　もちろん「チャクラ」の色として考えることもできるんだけど、エネルギーって渦巻いているから…チャクラって渦巻いてると、全部が白になるんだよね。

喜和子　おお〜！　そうなんですね。

池川　いわゆる光の三原色だよね。だからそれを、どういうふうにプリズムで見ていたかで変わるんだ。その夢自体がなにを意味してたかは分からないけど、どうやら悪い夢じゃなさそうだね。

喜和子　ほんと一回きりの夢だったんですけど、悪い夢ではなさそうで安心しました。
夢といえば今朝見た夢も、３人の霊能者の女性が私の真正面に並んでいて、その中の色

白でショートカットの人が、はっきり目と目を両目合わせて、「あなた、まだ分かってい
ないの？」って言ったんです。

池川　ええ～「まだ分かっていないの？」って言われたんですか？

喜和子　はい。なので「まだ私に、なにかあるの？」って思わず言ってしまいました。

池川　それは、ドキッとしますね（笑）。

喜和子　そして、「なにも感じない？」って言われて「何か感じるかしら…感じる？　今日、
霊感？　今日霊感ない、ない、ない、ない」とか言ってました。

池川　それ「ボディマインドスピリット」のサインかもしれないね。

喜和子　？？？　なんですかそれ？

池川　「3人の」っていうのがこの夢のキーで…「ボディ」「マインド」「スピリット」…「体」と「心」と「魂」ってこと。つまり、「トリニティ」「三位一体」のことだよね。最近はこのアプローチで医療を考える先生も増えてきたんだよ。どれかひとつだけにアプローチしても病気は治せないし、いいお産だってできっこないからね。

喜和子　そういうことだったんですね。真ん中の女性が、はっきり、しっかりと、目と目を合わせてきて「まだ分かっていないの？」そして…「まだまだ目覚めるものがある」って言うわけですよ。

池川　ほお〜！

喜和子　そして寝ている枕元に人の気配がして。「なんだろう、ここに誰かいる、誰かいる、なんだろう？　…でも振り向きたくない」と思ったら…ネコのアランがそこにいたっていう（笑）。

池川　（笑）。しっかりオチもあるわけだ。

喜和子　でもあのメッセージはすっごいパーンっと入って来ました。ですのでこれから池川先生と会うから、何かのメッセージなのかなと思いながら…もしくはこの本に関してとか。

池川　そうだね、何か重要なメッセージかもしれないね。

池川　これまでは「体」と「心」はまったく別のものだと思われてたし、ましてや「魂」とか言うと「ちょっと気持ち悪い～」みたいな人がほとんどだったけれど、ここへ来て、時代が急激に変わって来てる感じがします。「すべてを分ける時代はもうおしまい！」ってことかな。

さっき親子の意識はつながってるって話をしたけど、もっと広い意味で言えば、人類すべての潜在意識はつながってるとも言えるからね。

喜和子　私たち親子は二人ぽっちじゃないし、もうさみしがることなんかないんですね！

司会　残念なことにそろそろお時間なんですが、話し足りないことはないでしょうか？

南山　横で聞いてるだけでも、楽しい対談でした。素敵な本になりそうですね。

司会　ありがとうございます。

池川　この本は、みどりさんの本と対《つい》になるわけだね。

喜和子　私の勝手なイメージなんですけど、みどりさんの本は月の子ども。この本が太陽の子どもという表裏一体を表しているように感じるんです。陰と陽の関係のように…。

池川　結局、生も死もやっぱり一緒の関係だからね。あの対局のマークが浮かんでくるようだね。

喜和子　この2冊はツイン！　これもいわゆる「ツインソウル」になるんでしょうか。

池川　そうですね。まさにツインですよね！

司会　面白いですね。「みんなひとつにつながっている（ワンネス）」というメッセージでこの対談を締めくくれそうです。本日は貴重なお話を、本当にありがとうございました！

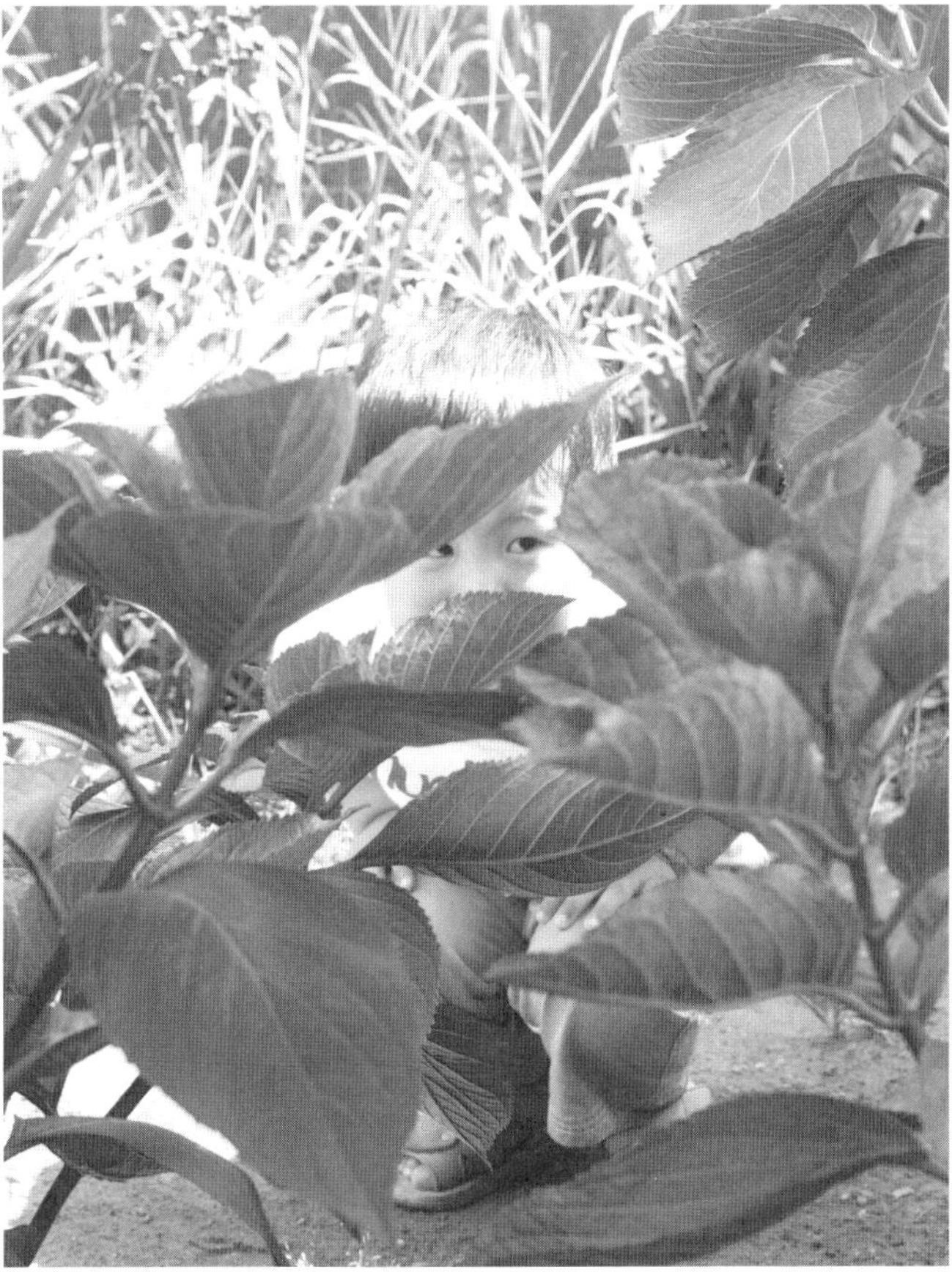

本書では、「過去生」、「前生」、「中間生」と言う表記を使用いたしました。

1）英語のpast-lifeに対応する、いう点では「過去生」の方が対応する。（life＝人生　と訳すという意味で）

2）intermissionを考慮すると「中間世」より「中間生」の方が近いニュアンスがある。

3）「世」は「生」を取り巻く、環境というニュアンスで、文脈によっては「生」だとしっくりこない。たとえば、「過去世の記憶」と言われると、記憶している主体の人生に焦点があるというより、人生を取り巻く周りの方に焦点が当たってしまう。

以上の考えを考慮し、「生」、「世」どちらも間違いではありませんが、本書の内容に、より近いニュアンスとして「生」を選択いたしました。

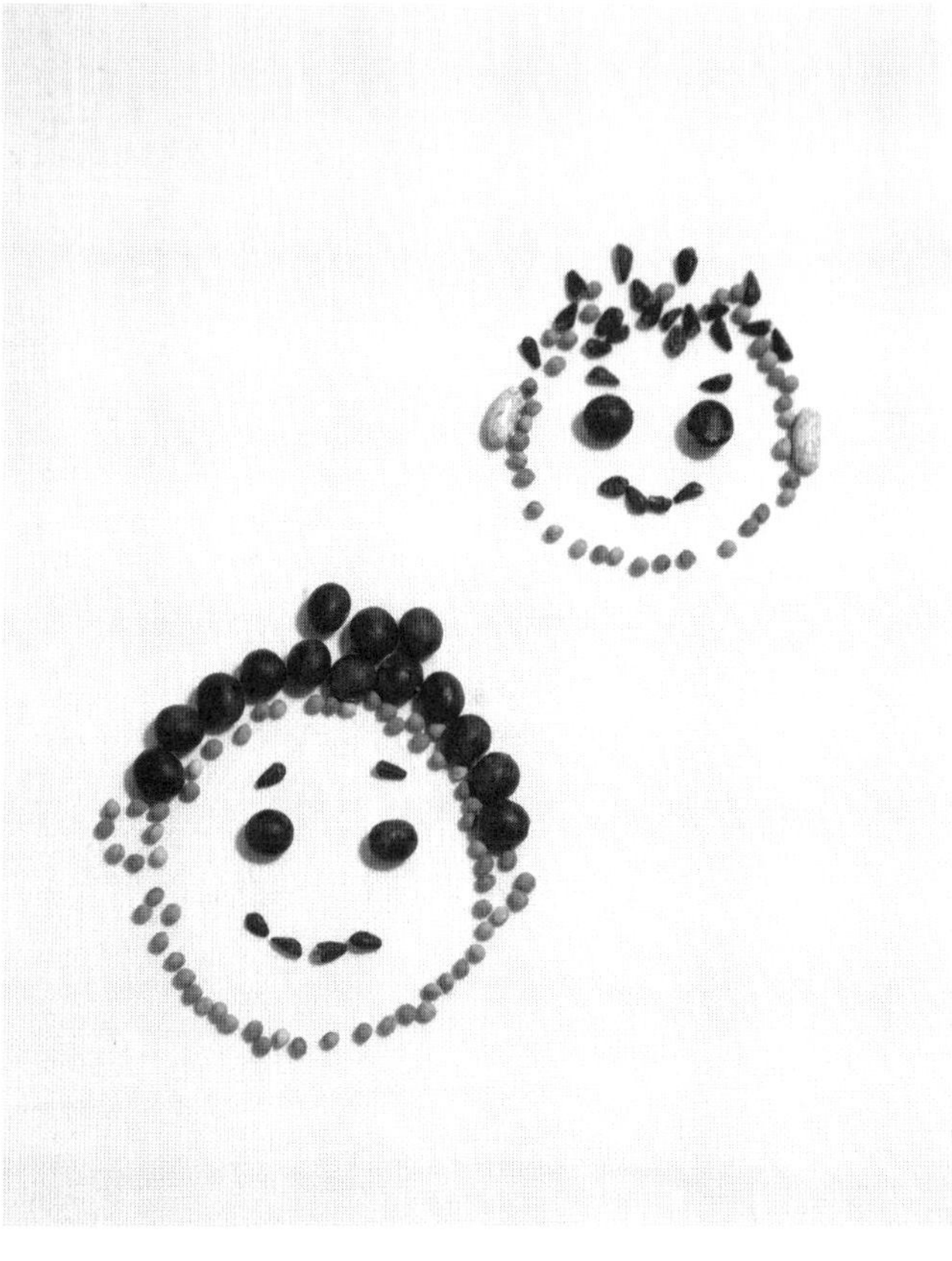

第３部
本書に寄せて
―池川クリニック院長　池川明―

この本の主人公は「ナオ」くん。2歳から3歳にかけてお話してくれた内容を、お母様の喜和子さんがきちんと記録なさっておられたことから、このような本にすることができました。

おそらく同じようなお話をなさるお子さんは沢山おられると思います。しかし、きちんと記録していない親御さんがほとんどで、貴重な情報はどんどん失われていきます。そのような中、ナオくんのお母様が書き記した情報は、皆様にとって、とても有益な情報となることと思います。

ナオくんは、宇宙には地球よりも綺麗な星があるけれど「ママがいるから地球に来た」と語ります。どうやら宇宙からこの地球を自ら選んできた「たましい」のひとつのようです。

空の上からママやパパを選んできた、ということを語る子は沢山いますが、宇宙から地球に来た、と語るナオくんのような子どもが最近、急速に増えているように思います。

以前の子どもたちは「神様と約束したから、他の人に話しちゃいけないんだ」などと言うことが多く、こうしたお話を集めるのには、かなり苦労しました。ところが最近は比較的簡単に教えてくれるお子さんが増えてきたのです。

ナオくんも、もしかすると他の人に知ってもらうためではなく、お母様だけに伝えるために語ってくれたのかもしれませんが、沢山の人の生き方にとても役立つ情報ではないかと思い、今回出版されることを大変嬉しく感じています。

ナオくんの記憶のように、肉体を持たないときの記憶は「中間生記憶」と言われている記憶で、「おなかに来る前にはどこにいたの？」と聞くとお子さんは答えてくれるはずです。多くのお子さんは、空の上にいたと答えてくれます。

本書でも何度か触れたとおり、胎内での出来事を覚えていて、そのときの様子を生まれた後で語る現象を「胎内記憶」と呼んでいます。子どもたちに「おなかの中はどうだった？」と聞くと、胎内の様子だけでなく、出産後や新生児期、の様子を語ることはよくあります。

また肉体を持つ前の「たましい」だった時の記憶（中間生記憶）や前生もしくは過去生

の記憶（前生記憶、過去生記憶）を語ることもあります。質問のスタートが「胎内」からなのでこれらをひっくるめて胎内記憶と呼んでいますが、厳密にはそれぞれ違う記憶です。
また常識的には生まれる前の過去の記憶を持っていること自体、普通ではないこと（目に見えないことの意味からオカルトという人もいます）と捉えられますが、北海道から沖縄まで、様々な地域のお子さんが同じようなことを最近では頻繁に語ってくれます。インターネットの私のアンケート調査（２０１３）では9割の人が胎内記憶を知っております し、回答を寄せたほぼ半分の方が、身近に胎内記憶を語る人がいる、と答えてくださっていて、すでに胎内記憶を語る人がいるという事実は認められつつあると考えております。

ナオくんは主にこの中間世だけでなく、宇宙の話、前世で交通事故にあった話、過去のレムリア大陸の話、どうしてママを選んできたのか、おばあちゃんやママとの約束など、沢山の話をしてくれています。それをまとめてみると、いろいろなことが見えてきます。

まず、人間としての存在は肉体だけではなく、目に見えないたましいのような存在でもあるということ。これを知るだけで人生の幅が広がります。まさに仏教界で言うところの輪廻転生があるということを、子どもたちが語ってくれているのです。

輪廻転生があるという考え方をすると、毎日毎日の人生そのものが変わる可能性があります。そして簡単に自ら命を絶つというような悲しい出来事も減るのではないかと思います。実際に自死しようと思った方で臨死体験をする方がおられますが、二度と自死しようと思ったりはしなくなるようです。

中には、その経験を通して自死を思いとどまるように啓発活動を続けている人もいます。あちらの世界を見てしまうと、生きている今の自分が如何にすばらしい存在であるのかを自覚するからかもしれません。

人間が神様よりも偉くなろうとしてレムリアや、ムー大陸が沈み、多くの人が亡くなり反省したことをナオくんは見ていたそうです。この反省という言葉が、もう一人の前世を覚えているカズヤくんも同じようなことを言っているのでご紹介します。

映画「かみさまとのやくそく」に出てくる前世を覚えているカズヤくんは、たいわ士・

南山みどりさんのお孫さんです。以前に自死した経験があり、この本と対になるもう一冊の南山みどりさんの本に詳しく出てきます。(『ママが「いいよ」って言ってくれたから、生まれてこれたんだよ。』　ぜんにちパブリッシング)

カズヤくんによると、誰でも、どのような死に方をした場合でも死んだ後「反省部屋」に行くらしいのです。ただ反省したい人はそこに行き、行きたくない人は行かなくてもいいそうです。しかし、行かなかった人は次の人生で反省部屋に行ったときと同じことをしなければならないそうなのです。死んだ後の反省、というのはカズヤくんとナオくんが、期せずして一致した点です。そうした情報を知ることで、死ぬ前に何をしたらいいのか、自分の人生をどのように生きればいいのか、が見えてきます。

ナオくんは車に乗っていてぶつかって死んだ、とあります。従って、「せっかく体をもらったから！　だいじにつかうんだ」と語る下りは説得力があります。だから交通事故は絶対にしない。と言い切る根拠は、実は自らの過去の体験にあることを本書で知ることができます。

ということは、私たち自らの判断の中に、過去の経験が影響している可能性がある、ということです。一歩進めて、過去の自分が今の自分に影響するとすれば、過去の人生のいい影響も、今の自分に有益なものがある、ということに気がつくでしょう。過去の経験は、今の人生を生きやすくする情報の宝庫なのかもしれません。

また、ナオくんは前の人生で広島に住んでいたことがあり、そのときの様子を具体的に語ってくれています。広島の原爆にも遭遇しているようです。また、お母さんを選んだ理由も「かわいかったから」と語ってくれてますし、ナオくんが2歳の時に両親は離婚していますが、そのことも知っていて、だから来た、とまで言ってくれます。離婚して子どものためにならないことをしてしまった…と嘆いている方は、ナオくんの言葉で癒されることでしょう。

現在、前生について調べていますが、胎内記憶同様、多くの人は前生の記憶が普通にあるようなのです。ただそのことはほとんど知られていません。調べていくと、前生記憶を持つ人はそれほど多くはありませんが、しかし決して珍しくはないのです。ナオくんには前生の記憶も残っていて、普通にそのときの様子を語ってくれています。そのように前生記憶を持っている人の情報から、私たちはどのように生きるべきかのヒントももらえます。

前生もしくは過去生記憶は、知っている人の話をまとめると、現在の人生に深く関わっていることが多いようです。そして過去生の出来事も、今の出来事もリンクしていて、今が変わると過去の記憶も変わっていくような傾向があります。

過去にどんな嫌なことがあっても、今の生き方が良ければ過去も書き換えることも可能なようなのです。今回のナオくんには過去を書き換えるという話は出てきませんが、お母さんの人生を幸せにする一言が語られていました。

それは、

「ママ、うんでくれてありがとう」

という言葉で、です。この世に生を受けることのすばらしさをこの一言が言い当てています。

本書は、わずかの間に語られたナオくんの言葉ではありますが、多くのお子さんがナオくんのような記憶を持っているかもしれない、と考えるだけで子育てが楽しくなりませんか？

本当は幸せいっぱいの人生なのに、それに気がついていない人が数多くおられます。そんな方に本書の、生きていることはすばらしいんだよ、という気持ちが伝われば、きっとナオくんが生まれる前の記憶を持っていて、お母様に語ったことの意味もあるのだろうと思います。

もし本書でそのように感じた方は、その輪を大きく広げるお手伝いをしてくださることを、ぜひお願いしたいと思います。

■わが子に「胎内記憶」を聞いてみよう！

この本をきっかけに、「うちの子にも胎内記憶の話を聞いてみたい」と考える方が出てくるのも自然なことではないでしょうか。

実際私も「子どもには、どんな時に、どんなふうに聞いたらいいんでしょう？」という質問を受けることも多いので、私のこれまでの経験から気づいた「胎内記憶を聞く際のポイント」をお伝えしたいと思います。

1）話を聞くのに最も適した年齢は2歳から3歳

最近では、1歳を過ぎて言葉が出始めたと同時に語り出すお子さんも増えているようですが、やはり話を聞くのに最も適しているのは2歳から4歳未満。ピークは3歳までと考えておいて間違いないと思います。

最初は鮮明な記憶として残っていても、年齢とともに薄れていく傾向があるので、体内記憶の聞き取りは、なるべく早いうちが望ましいでしょう。

2）リラックスした雰囲気のときに質問してみる

この本にも、ナオくんの胎内記憶のお話は「お風呂」で始まったとありましたが、調査によると、やはり入浴時や眠りにつく前の布団の中といった、リラックスした状態で語り始めているようです。

特にお風呂は、羊水に浮かんでいた頃を連想しやすいはずなので、機嫌よくお風呂に入っている時をみはからって「おなかの中はどうだった？」と問いかけてみてはいかがでしょうか？

3）子どもが話し出した瞬間を逃さない

子どもは胎内記憶について話すと、その後はけろりと忘れてしまうこともよくあります。親が「今忙しいから後にして」といった態度を取ると、二度とその話は聞けないと思っておいてください。後日「あの時こう言ってたよね？」と確認しても「なんのこと？」ときょとんとされます。

おそらく一度口に出してしまうと、胎内記憶はさしあたって必要のない情報として、脳の奥深くにしまい込まれてしまうのでしょう。ですから、突然子どもが話始めたら、その時がチャンスです。二度と同じ話は聞けないものと心して耳を傾けるのはもちろん、できたら書き留めていただき、私の元へお送りください（笑）。

4）深追いと否定は厳禁

社会の常識とやらにどっぷりつかっている大人にとって、胎内記憶は突拍子のない話に聞こえるものですが、「そのまんま」を受け止めることが大事です。「それってどういうこと？」「もっと詳しく教えて」などと、問い詰めることのないよう注意してください。

また「ほんと、ほんと？」も厳禁です。子どもには「うそでしょ？」と聞こえるからです（笑）。子どもの話を否定せず〝オールオッケー〟のスタンスで聞いてくれる親には、子どもも安心して、心も開いて話してくれるものです。

5）子どもの話に寄り添う

幸せな胎内記憶を語る子は、自分が望まれて生まれてきたことを確認したがっています。ですから「◎◎ちゃんが生まれるの、とっても楽しみだったよ」と伝えてあげてください。

一方、さみしかった記憶や苦しかった記憶を語る子は共感を求めていますから、「さみしかったんだね、くるしかったんだね」「わかってるよ、よくがんばったね」とその子の感情に寄り添ってあげることが大切です。ただそれだけでよいのです。

6）胎内記憶がよみがえりやすい状況を整える

なかなか話そうとしない子どもの場合、出生前記憶を集めた絵本などを読み聞かせると、いいきっかけになるかもしれません。

もしくは、子宮内の音を拾ったCDを聞かせるという方法もあります。子宮の中では高い周波数が聞こえないので、そうしたCDは高い音域がカットされ、300ヘルツを中心としたちょっとこもったような音になっています。独特な音ですが、赤ちゃんにとっては落ち着くのか、泣いている子にこの手のCDを聞かせると、ピタリと泣きやむこともめずらしくありません。

7）決して無理強いしない

それでも話したがらない子には、決して無理強いしてはなりません。思い出したくないそぶりをしたら、その子にとっては誕生時の経験が心の傷になっている可能性もあります。

そんなお子さんの心を、まるごと抱きしめてあげるつもりで、受け止めてください。親が理解を示せば、そのうち心の傷は癒えていくものです。

また、これまで元気に語っていた子にある質問をしたとたん、急にしゃべらなくなることがあります。それが「神様との約束」なのかどうかは定かではありませんが、そこに何らかのルールが存在しているのかもしれません。きっと言っていいことと悪いことがあるのでしょう。そのあたりは深く気にせずに、話してくれたことだけを受け止めていきましょう。

以上、私なりの視点で「7つのポイント」をまとめてみました。

胎内記憶には、良いも悪いも、正解も不正解もありません。胎内記憶の聞き取りは、科学的調査ではなく親子の絆を深めるツールであることを忘れずに、ぜひわが子との「たいわ」を楽しんでください。

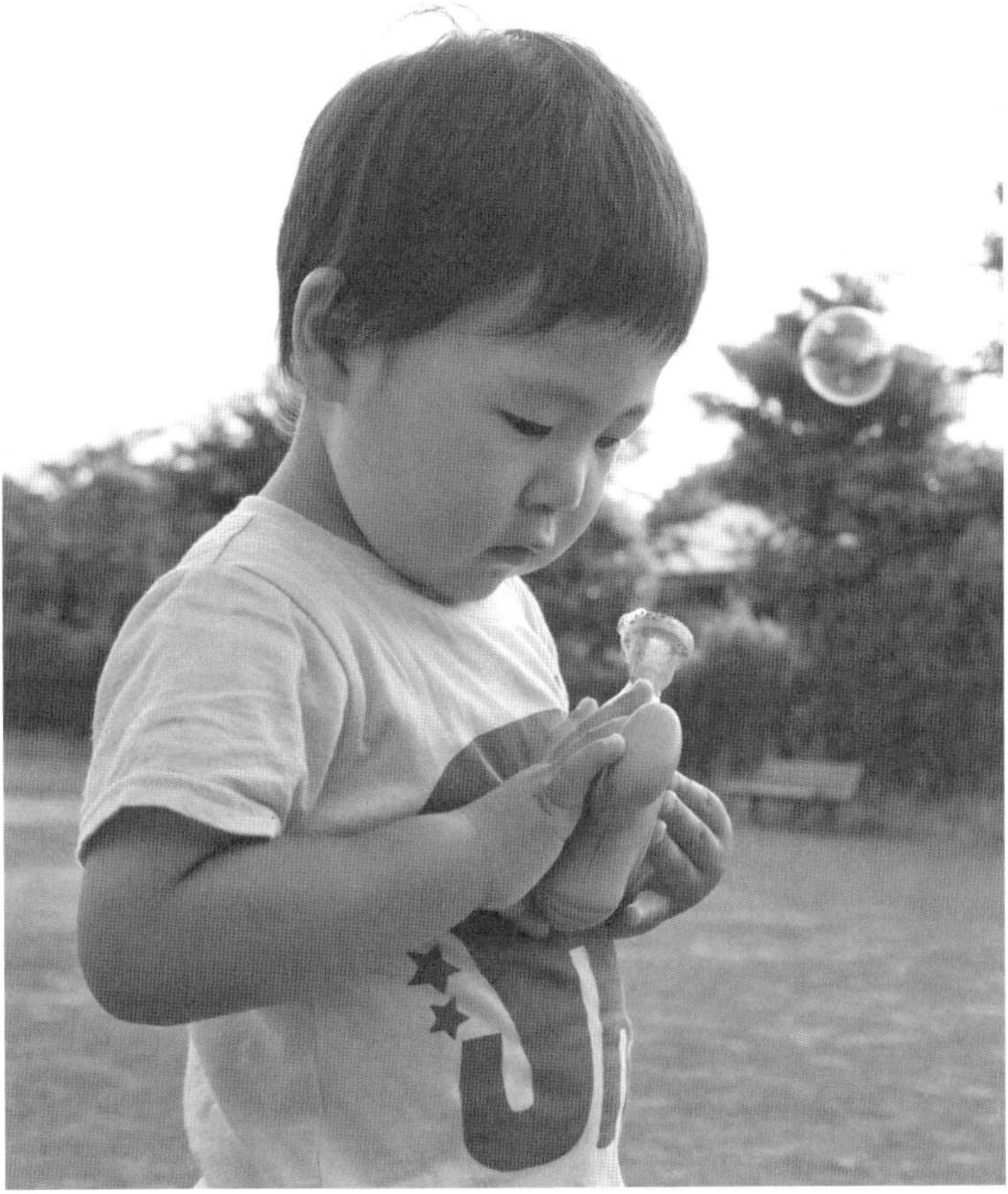

おわりに

最後までお読みいただき、ありがとうございました。わが息子である「ナオ」からもらった宝物を、なんとか一冊の本にまとめ上げることができ、心からホッとしています。

そしてこの本が「命」というもの、そして「心」や「魂」について、あらためて考えるきっかけとなってくれることを願っています。

たいわ士の南山みどりさんのワークでは、「みなさん、心はどこにありますか？」と聞かれます。「心のある場所はみなさん、それぞれで違います。そしてその場所を切ってみてもこの〝心＝魂〟という臓器は存在しません。不思議ですよね？」と…。

この本をまとめるにあたり、自分がずっと夢でみてきた過去生やナオから聞いた胎内記憶のお話を通じて気づかされたのですが、それは、過去生の魂は同じでも、〝今〟を生きている「霊的存在としての自分」と「魂」は別の存在であるということ。そして、今は別々の存在であるひかりの人も、金色のおじさんも、ナオも私も、最初の魂は「たったひとつ」だったということです！

魂…そこには、はるか太古から幾重に人が重なり合い、愛を伝えてきた歴史が刻まれています。命は、その愛をさらに輝かせるためにあり、そしてすべてがまた「ひとつ」に戻っていく…。

私たちが今、生きていること。…それこそがまさしく、ひとつにつながった宇宙から自分が愛されているという証明なのです。

私たちは、生まれる前からたくさん勉強をして、それぞれに大好きなお母さんを決め、幸せになるストーリーを描いて、この世に生まれてきました。

自分の内なる素直な心に耳を傾けると、小さくも偉大な奇跡とその答えに気づくことができるでしょう。

『かみさまとのやくそく』の上映会が終わった夜、ナオにこんな質問をしてみました。

「映画の中の子どもたちのお話は、みんな正しいのかしら?」

「正しいよ」

「そうなんだ。ある男の子は、テレビみたいなものに映ったママを選んで生まれてきたって…。でもナオは、最初からママを選んで来てくれたんだね。ナオ、ありがとう!」


しかし、そう言うと意外な返事が返ってきました。

「だからさ、みんな、そう(選んでくれてありがとうと)言っちゃうんだよね」と。

「え? でも、ひかりのおじさんにママをプレゼントしてってお願いしてくれたんじゃないの?」と聞くと、

「そう! ママに僕を、プレゼントしてって…」

「ナオを、ママに?」

「そう! しあわせになるために。助けるために!!」

「ママを幸せにするために赤ちゃんになったの?」

「そう! ママを、骨から作ったの」

そうなのです！　様々な書籍や映画で伝えられてきた「ママを選んで生まれてきたんだよ」という心温まるこのメッセージに、多くの方が癒されていることと思います。

そこに水を差すようで申し訳ないですが、ナオは「違う！」と言うのです。

その言葉を聞いて、私は「もしかしたら、ママを選んでくれて」という言葉の中にも、ちょっぴり〝親のエゴ〟が隠されているのではないか、「あくまで親目線なのではないかしら？」と気づいてしまいました。


そもそも〝おソラ〟では、時間の感覚がありません。私たちが先に生まれたからといって、赤ちゃんが後から来たとは限らないのです。

ナオの話では、私が大きな大陸の国でえらい人だった頃やエジプトでの神官やお城に仕えている人だった時代に同じ魂として生き、そしてナオがお母さんとして生まれたとき、その魂は二つに分かれたのだそうです。

そして長い長い年月をかけて、おばあちゃんと相談したりして、私の子どもになるタイミングをずっと見つめ続け、時には同じ時代を選び〝最善最良のタイミング〟を選んでいたのです。ということは、決して「私が先」ではないし、どちらかが勝手に選んだことでもない。互いの了解のもとで、決めたことなのです。

もちろん、様々な親子がいるので、すべてが同じとは言えませんが、魂は途方もない年月をかけて関係を築いていくものなのかもしれません。しかし、途方もない年月もナオからしてみれば一瞬のことでもあるのです。そして今回は、私の危機を案じて、子どもとしての誕生を選択して、生まれることを選んでくれたみたいです。

それればかりか、中絶で亡くした子ども…カナコは今もナオと遊んでくれて、「ママを助けるってお姉ちゃんが言ってる！」とナオが教えてくれました。

この世に産むことができなかったことを責めるのはなく、死してもナオを見守り、私を見守り、そして私たちを守ろうと動いてくれている…これほどの愛は、どこを探してもない…どこまでも、尊い存在の命。

こうして、身体を持ち、生きている私は、一分でも一秒でも「生」をあじわい、生ききること…これが、カナコに、ナオに、そして命をつなげてきてくれた縁ある人々への感謝の形になることだと、私は胸に刻みました。

すでにお子様がいらっしゃる方、そしてこれから授かる方。いつか素敵なプレゼントとメッセージが受け取れるように、居心地の良い太陽の家を作ってください。子どもは愛のエネルギーの塊りです。ママが太陽であるかぎり、そこはたくさんの愛が満ち溢れ、輝きに満ちることと思います。

子どもたちがみな、安心して胎内記憶を語ることができる日常には、必ず愛が溢れているはずです。

もちろん子育ては大変ですが、「胎内記憶」の存在を知ると、親があまり「責任持って育てなきゃ！」と追いつめられることもないような気がします。子どもたちは自分で決めてこの世にやってきます。そして、それぞれの人生を楽しむためにやってきたのです。「自分で選んできたよ！　大好きだよ」というメッセージを感じとれるようになれば、赤ちゃんとの生活がもっともっと愛に溢れたものとなり、虐待なども少しは減るのかもしれない…そのように思うのは私だけでしょうか。

私はナオの〝顔〟が毎日変わっていくことに不思議な感覚を覚えていました。

それは0歳児から1歳の頃でした。ある朝は私そっくり、ある日は私の父や母にそっくり。時には叔母、義母、義妹などなど…それはそれは、毎日クルクル変わるので、とっても面白かったのです。

そんなナオの顔を見ているうちに、私は自分のルーツだけではなく、子どもや私に関わるたくさんのルーツや時の流れが、ひとつにつながっている感覚を得ることができました。

私にとって、初めての育児はとても不安なものでした。誰の手伝いもなく、一緒に暮らしていた母も急に引っ越しをし、生後3ヶ月過ぎに、少し家に寄った程度。元主人は手伝うはずもなく、義母にも産後のお手伝いはしてもらえず…、世の中からも見放されたような気持ちになり「世界中にたった二人ぼっち？」と錯覚するほどの不安を抱えていたものです。

それでも〝日替わり顔〟のナオを見ていると、なぜか「大丈夫！　どうしてほしいかは、全部ナオが教えてくれるから、大丈夫‼」と、根拠のない自信が湧きあがり、「私は、この子を生かすんだ！」と育児に没頭できたのでした。

人の命。太古からの幾千もの人々とつながり、。別れ、出逢い、そして絡み合い、自分が生まれてまた子どもが生まれる…そこには一切の無駄は存在しません。なぜなら、私たちは宇宙の一部なのですから‼

ナオは「すべてがひとつ」だと話してくれています。宇宙も、星も、ひかりの人も、友達も、ママも、ナオも…みんなひとつだと。みんなが愛でひとつにつながった世界へと向かうために、この本が、ほんの、ほんの小さな一歩になれれば幸せです。

最後になりましたが、この場を借りてお伝えしたいことがあります。

本企画にご賛同いただき、たくさんのお話を聞いてくださったり、新しい発見を与えてくださったり、時には詳しい解説をしていただき、共著という素晴らしい協力をしていただいた池川クリニック院長池川明先生に心より感謝いたします。

そして、たいわ士の南山みどり先生。何気ない世間話から、書籍化されるまで、ぐっと背中を押し続けていただき、そして何度も何度も原稿を読んでいただきありがとうございました。

写真家の武本花奈様。光（魂）ある写真を提供していただきありがとうございました。

そしてナオ。生まれて来てくれてありがとう。生ませてくれて、本当にありがとう。私を生かしてくれてありがとう。ナオが何を話しても、何をしても、ママにとっては財宝《たからもの》です。ナオが生まれた。それがママにとって「すべて」です。まんま全部を愛しています。

そして、私をこの世に送り出してくれたすべての魂に感謝のブーケを贈りたいと思います。パパ、ママ、私を生んでくれてありがとう。二人とも大好きです！

平成二十六年　春のうららかな朝に

喜和子

※編集部より

本紙に掲載された、地名、店名、学校名、名前など、架空の名前を使用しております。また、時代背景の事実確認などの立証は行っておりませんことを、ご了承ください。

池川明（池川クリニック院長）

1954年東京都生まれ。帝京大学医学部大学院修了。医学博士。上尾中央総合病院産婦人科部長を経て、1989年に池川クリニックを開設。胎内記憶・誕生記憶について研究を進める産婦人科医としてマスコミ等に取り上げられることが多く、講演などにも活躍中。母と子の立場に立った医療を目指している。著書に『おぼえているよ。ママのおなかにいたときのこと』『ママのおなかをえらんできたよ。』『雲の上でママをみていたときのこと。』（以上リヨン社）『子どもは親を選んで生まれてくる』（日本教分社）『おなかの中から始める子育て』（サンマーク出版）など多数。

喜和子

1973年神奈川県生まれ。幼少時から、宇宙に帰りたいと真剣に願い、人と違う自分とのギャップに悩む。次第に、本や自分の世界で時間のほうが居心地の良さを覚える。デザイナー、プロジェクト営業、出版編集を経る。現在は一児のシングルマザーとして仕事と育児の両立を楽しんでいる。

ぜんにち

あのね、ママをプレゼントしてってお願いしたんだ。―生まれる前の記憶〈検印廃止〉

2014年 5月 20日　第1刷発行　　ISBN978-4-907175-07-8

著　者――池川明／貴和子
発行者――中園未来
企　画――ぜんにち出版株式会社
発行所――ぜんにちパブリッシング株式会社
東京都港区新橋5-14-3　新橋ユタカビル2F　〒105-0004
編集部　TEL：03（5425）8003（直通）
FAX：03（5425）8008
営業部　TEL：03（5425）8007（直通）
http://www.zennichi.co.jp

写真――武本花奈
装丁・本文デザイン――デジカル
DTP――エフクリエイト

印刷所――精文社

乱調本・落丁本は小社にてお取り替えいたします。
定価はカバーに表示してあります。